中医学校試用教材

中药学中級講义

成都中医学院中药教研組　編

北京中医学院　南京中医学院　上海中医学院
广州中医学院　成都中医学院
重庆、烟台、石家庄等中医学校
代表会議　审　訂

中医学概要
南京中医学院　编著
中医学校试用教材
中药学中级讲义

Intermediate Level Educational Documents of Chinese Herbal Medicine

人民卫生出版社
1961 年 5 月
Peoples Health Care Publisher
Chinese Herbal Medicine Research Department
Beijing 5/1961

ISHI PRESS INTERNATIONAL

中医学概要
南京中医学院　编著
中医学校试用教材
中药学中级讲义

Intermediate Level Educational Documents of Chinese Herbal Medicine

人民卫生出版社 1961 年 5 月

first published by People's Medical Publishing House in May, 1961

This Printing in January, 2012 by Ishi Press in New York and Tokyo with a new Introduction by Sam Sloan

ISBN 4-87187-207-6
978-4-87187-207-2

Ishi Press International
1664 Davidson Avenue, Suite 1B
Bronx NY 10453-7877
USA
1-917-507-7226

Printed in the United States of America

Introduction
by Sam Sloan

Ishi Press has launched a program where we are reprinting out of print books in Chinese. These are books that we believe are no longer readily available in China but nevertheless should be preserved. These titles are concerned primarily with Chinese traditional medicine including Chinese herbal medicine and acupuncture, Chinese massage, Chinese literature and Chinese history plus the Holy Bible translated into Chinese. These books are all entirely in Chinese. Some are in Simplified Chinese. Others are in Traditional Chinese. These are not translations except that the titles have been translated into English. Thus far, all of these books were first published before 1998 but after 1949.

This is obviously a risky project because there is no assurance that we can sell purely Mainland Chinese books in the USA. Thus, future books will depend on the sales of these books.

These 15 Chinese language books have now been reprinted by Ishi Press.

The Holy Bible The New Testament in Chinese
新约全书
ISBN 4871872203

The Holy Bible The Old Testament in Chinese, part 1, Genesis through Chronicles
旧 约全书
ISBN 4871872009

Introduction by Sam Sloan

The Holy Bible The Old Testament in Chinese, part 2, The Book of Ezra through The Book of Malachi
旧约全书 第二部分 以斯拉记-玛拉基书
ISBN 4871872106

Chinese Herbal Medicine Recipes for Curing Illness
中药治病医方精选 **ISBN 4871872025**

The Science of Curing Eye Illness by Chinese Herbal Medicine by Guangdong Herbal Medicine Academy in Shanghai 8/1964
中医临床参考丛书
中医眼科学
广东中医学院 主编
上海人民出版社 1964 年 8 月 **ISBN 4871872033**

Prevention of Colds and Bronchitis Chinese Herbal Medicine Handbook
Chinese Academy of Herbal Medical Sciences Institute of Pharmacology
First published by People's Medical Publishing House in February, 1976
防治感冒及支气管炎中草药手册
中国医学科学院药物研究所 编
人民卫生出版社
1976 年 2 月第 1 版 第一次印刷
ISBN 4871872041

Acupuncture Theory by Shanghai Herbal Medicine Academy 3/1965 Peoples Health Care Publisher
针灸学 （四） 治疗学
上海中医学院 编

人民卫生出版社 1965年3月
ISBN 4871872068

Intermediate Level Educational Documents of Chinese Herbal Medicine by People's Health Care Publisher Chinese Herbal Medicine Research Department Beijing 5/1961
中医学概要
南京中医学院　编著
人民卫生出版社
1961年5月
中医学校试用教材
中药学中级讲义
ISBN 4871872076

Documents of Chinese Herbal Medicine for Beginners 3/1971 Tianjin Health Care Bureau Revolutionary Commission
中医简易教材
（使用本）
天津市卫生局革命委员会
一九七一年四月
ISBN 4871872084

Massage of Body Points for a Chinese Family by Wang ChuanGui 1995 by Beijing Foreign Languages Publisher
中国家庭经穴按摩
王传贵 著
外文出版社
1995年第二次印刷
ISBN 4871872092

Larong Daily Chanting Collection for Tibetan Buddhists
喇 荣 课 诵 集
ISBN 4871872114

Surprising Stories to Make One Slap the Desk by Ling Mengchu (1580-1644)
Stories from the Chinese Ming Dynasty, this edition published 1994 by Police Education in Beijing
初刻拍案惊奇
(明)凌濛初 原著
叶乡 编 译 张明 校 点
警官教育出版社 1994年元月第一次印刷
ISBN 4871872122

Practical Acupuncture Clinical Handbook by Sheng Chanruo 4/1988 in Jiangsu
实用针灸临床手册
主编 盛灿若
江苏科学技术出版社 1988年4月
ISBN 4871872130

Li Dai Jou Collection published 01/1959 by People's Publisher Beijing
李大钊选集
人民出版社出版 1959年5月
ISBN 4871872149

The History of Chinese Political Ideas 8/1949 in Beijing by Three Union Publisher
中国政治思想史 吕振羽 著
生活，读书，新知三联书店出版
1949年8月出版 **ISBN 4871872157**

編写說明

中华人民共和国卫生部为了解决中医学校的教材問題，于1960年3月間在上海召开中医高級教材审查会議期間，組織北京中医学院、南京中医学院、上海中医学院、广州中医学院、成都中医学院等五个中医学院編写一套中医中級教材。并对这套中医中級教材的編写目的、基本內容要求，作了明确的指示。各学院按照指示精神，分头积极进行編写。同年9—10月間各学院先后編成初稿，分发各地中医学院、中医專科学校、中医学校征求意見。經汇集整理后，又作了一次全面的修改。卫生部遂于1961年4—5月間在成都召开了中医中級教材审查会議。在这次会議中，除了有主編單位的代表参加外，并有河南、安徽中医学院，苏州、蕪湖中医專科学校，重庆、烟台、石家庄、河間、复县、博罗等中医学校，江阴卫生学校，晋江医士学校的代表参加，經反复討論，修訂审定后，交由人民卫生出版社出版，作为当前中医学校、卫生学校中医班、中医学徒班的試用教材。

本試用教材，計有：中国医学史中級講义、語文講义、內經中級講义、中葯学中級講义、中医方剂学中級講义、伤寒論中級講义、温病学中級講义、中医診断学中級講义、中医內科学中級講义、針灸学中級講义、中医外科学中級講义、中医伤科学中級講义、中医妇科学中級講义、中医兒科学中級講义、中医眼科学中級講义、中医喉科学中級講义、中医各家学說及医案选中級講义等。

本試用教材的各科內容，是根据中医学校的教学实际情況，用現代語言叙述了中医的基本理論知識和临証經驗，并密切地注意了各科之間的有机联系和理論联系实际的問題，务求达到系統、簡明的基本要求，以适应当前中医学校教学上的需要。

由于我国医学科学和医学教育事业正在迅速发展，中西医結合研究的新成就和教学实踐中的新經驗，正在不断增長，因而，本試用教材必須随时修訂、补充，并加以提高，使之逐步成为合乎教科書水平的中医中級教材，更好地为社会主义建設服务。为此，热望全国中西医教师們、各地讀者們多提宝貴意見，共同完成这項光榮任务。

中医中級教材审查会議

1961年5月

目　录

緒　　言

在我国辽闊而富饒的大地上，蘊蓄着种类繁多、品質优良的药物資源；并且已有很悠久的应用历史，是我們几千年来同疾病进行斗爭的主要武器，对保障我国人民健康起着积極作用。由于这些药物的应用，是在中医理論指导下进行的；因此便把它称为“中药”。研究各种中药的性狀、功效和应用方法等知識的，就称为“中药学”。

中药的品种，仅典籍記載的，已达三千余种之多，其中包括植物、动物、矿物及若干化学制品，而以植物药的数量最多，应用最广，所以自古相沿把药学称为“本草”。

自从現存最早的本草学專著——“神农本草經”問世以后，經过历代医家不断补充、發展，內容愈見繁富，是我国文化的光輝碩果。但本草学并非孤立發展的一門科学，而是祖国医药学术体系中一个組成部分。所以，对于各种药物性、味、功效的認識，以及临証用药方法，都是建立在祖国医学理論的基础之上的。根据陰陽五行、臟腑經絡等基本理論来認識和掌握药物的四气、五味、升降浮沉、归經等药性，以及各种药物在相互配伍情況下药性轉化的关系；并在辨証施治的治疗原則指导下处方用药，和选擇不同剂型和內服、外用等应用方法；才能正确而充分地發揮药效。

中药的分类有多种方法，古代本草書籍多按药物自然屬性分类，此外也有根据药效或药性来分类的，都有一定的意义。为了使初学的人容易記忆，便于辨别类似药物間的異同之处，本講义采用按药效分类的方法。但中药多是一味药具有几种作用，不易截然分开，所以只能根据各种药物的主要功用，大体归类。学習时应当全面領会各种药物多方面的功用，不要受到分类法的約束。

本講义分上下兩篇，上篇总論概述有关葯性和用葯方法等基本知識。下篇各論將256种常用中葯按主要功用分为18类，每类之前先概括的說明本类葯物的共通之点和主要适应范圍。每一味葯物都依照性味归經、功效与应用、用量、禁忌等項目一一叙述。在应用方面，分述一种葯物的多种功用，并适当列举常常配伍同用的葯物。这样可以在明了每一葯物的独特效能的同时，也能懂得一般的配伍关系，从而为学習方剂学和其它临床課打下临証用葯的基础。

上篇　总論

第一章　葯物的性能

把葯物的性能归納起来，主要有气、味、升、降、浮、沉及归經等方面，这都是从長期的医疗实踐中探索出来的一些規律，并以陰陽五行及臟腑經絡的学理为其理論基础。因为一切疾病的發生、發展及其轉归，都意味着人体陰陽邪正的互相消長，疾病本身就是一种陰陽偏胜偏衰的狀态，这种偏胜偏衰狀态具体表現在五臟生化尅制关系的失常；而葯物疗病的基本作用就是針对病情起到調节偏胜偏衰的功效。所以，葯物都具有不同的偏性，这就是葯物性能的基本概念。

第一节　四气、五味

四气就是寒、热、溫、凉四种葯性，葯性的寒、热、溫、凉，是与病性的寒热相对而言，能够治疗热証的葯物，大多是屬于寒性或凉性，并为陰性。反过来說，能治疗寒証的葯物，就大多是溫性或热性，并为陽性。在治法上所謂"疗寒以热葯，疗热以寒葯"，正是根据葯性而說的。溫与热、凉与寒，是区别其程度上的差異，溫次于热，凉次于寒。寒凉葯多具有清热、瀉火、解毒……等作用，其性多沉而降，較常用于陽証热証；而溫热葯則多具有溫中、回陽、散寒……等作用，其性多升而浮，較常用于陰証寒証。

此外，有平性葯，是指性質比較和平的葯物，其中也有微寒或微溫的。所以，基本上仍屬于四气之內，故不称为五气，而仍作四气。

在治疗时，除热証用寒葯，寒証用热葯外，若寒热兼杂的病証，又当寒溫并用，这是在方剂配伍时，应当注意的。

五味，就是葯物的辛、甘、酸、苦、咸五种味；此外，还有淡味。不过，有些医家認为淡附于甘，所以，一般不称六味，而叫五味。

不同的味，有不同的作用，而味相同的葯物中，其作用亦有共通之处。一般来說，大体上是这样的：

辛味的能散，能行，多用于治疗表証或气，血阻滯的病証；甘味的能补，能和，多用以治疗虛証；淡味的能滲，能利，多用以治疗湿邪或水气为患的病証；酸味的能收，能濇，多用以治疗虛汗、泄瀉等証；苦味的能瀉能燥，多用以治疗热証或湿証；咸味的能下，能軟堅，多用于便閉、瘰癧、痞塊等証。

五味与五臟間的关系，按照五行的道理，五味各有所入，就是辛入肺，甘入脾，酸入肝，苦入心，咸入腎，这是五味各入五臟的一般規律。

四气五味是辨識葯性的重要規律，巳分述如上。由于每一葯物都具有气和味，因而兩者必須綜合起来看，尤其是有些葯物具有兩种味，更要全面地認識其气味，才能正确应用。同样是寒性葯物，如味不相同，或为苦寒，或为辛寒……作用就大有差異。又如同样是甘味葯，但气有所不同，或为甘溫，或为甘寒……等，作用也不一样，所以不要把葯物所具有的气和味各自孤立起来，应当全面的看，才能正确地辨識葯性。

用陰陽五行学說来解釋葯物，除四气五味外，还有五色也是其中的一个方面。如青黛色青入肝，硃砂色赤入心，党参色黃入脾，貝母色白入肺，玄参色黑入腎等。但是，五臟之間互有联系，葯物气味和顏色也不可能全部一致，有些葯物更往往作用于多方面。所以，在具体把这种方法用来解釋某一种葯物时又需要全面分析，适当归类，如白色的白朮就不入肺，而是取其味甘入脾。現在把五味五色与五臟的关系归納如下：

辛味　白色入肺(金)

甘味　黄色入脾(土)
酸味　青色入肝(木)
苦味　赤色入心(火)
咸味　黑色入腎(水)

第二节　升降浮沉

升降浮沉，是指葯物作用的趋向而言，升和降，浮和沉，都是相对的，凡升浮葯都主上行而向外，有升陽，發表，散寒等作用；沉降葯都主下行而向內，有潜陽，降逆，收斂，清热，滲湿，瀉下等作用。

葯物的升降浮沉，一般說是与葯物的气味以及質地輕重有关。就气味来看，凡是味屬辛甘，性屬溫热的一类陽性葯物，大多能升浮。相对的若味屬苦酸咸，性屬寒凉的一类陰性的葯物，大多是沉降的。李时珍說的很清楚："酸咸無升，辛甘無降，寒無浮，热無沉"，由此可見，气味与升降浮沉是相互关連的。

至于質地的輕重，也是归納升降浮沉的另一依据。例如，花叶及質輕的葯物大部能升浮，子实及質重的葯物，大部能沉降。当然以上所举并不是絕对的。例如"諸花皆散，旋复花独降"，又如苏子辛溫，沉香辛微溫，以性味辛溫来說应該升，但由于質重故降，这說明在一般共性中，又有不同的特性。

升降浮沉，也是临床用葯原則之一，因为人体發生病变的部位，有上下表里不同，病势也有逆上和陷下的差異，一般說来，在上在表宜用升浮，而不宜用沉降；在下在里宜用沉降，而不宜用升浮；病势逆上者，宜降而不宜升；病势陷下者，宜升而不宜降。

以上所述，为升降浮沉的一般原則，但由于中葯的运用，大多使用于复方中，故升降浮沉的作用，每随配伍或炮制而有所轉化，不是一成不变的。

第三节 归 經

归經是指各种葯物对于机体各部份的特殊作用，可以从葯物功效、五味、形态等方面来說明。对这种作用的認識，主要是以臟腑經絡的理論为基础，并从葯物功效来予以体現。

如前所述，五味与五臟关系，就是以葯物的味来概括各种葯物对机体各部份的选擇性作用。再就医疗效果上看，由于不同的臟腑經絡，各有不同的疾病証候，因此，观察服葯后某种証候的減輕或消失，可以推知所用葯物的主要作用部位。如肺經病变每見喘咳等証，用杏仁可以入肺經治喘咳；肝經病变每見胁痛，抽搐等証，用羚羊角可以入肝經止抽搐；心經病变每見神昏心悸証，用丹砂可以入心經而安神等等。又如用寒性葯可以治疗热証，但在不同的臟腑經絡，其热証証候也有所差異，必須相应地选用适当的清热葯。根据其疗效，可以發現某些清热葯長于清肺热，有的則以清肝热为主，各有所專。同样是补葯，其中也有長于补腎，补脾……之不同。有些葯物又兼能作用于几方面，或以清肝热为主而兼能清肺，或既可补脾又能补腎……等等。总之，任何一种葯物对机体作用的部位，都有一定的适应范圍。因此，为了便于認識和掌握这种作用，就有必要根据臟腑經絡理論，結合葯物功效、五味等，采用归經的办法加以归納，使它更有系統，更有規律。

由于各个臟腑經絡病变可以相互影响，因此，在临床用葯时，并不單純的使用某一經葯物。如肺病而見脾虛者，每用补脾的葯物，脾健运可以促进肺病痊癒（培土生金）；如肝陽上亢，因于腎陰不足的，每用滋补腎陰葯物以制陽亢，腎陰足就可以涵肝陰而制陽亢（壯水涵木）。总之，我們既要了解每一葯物的归經，又要掌据臟腑經絡之間的相互联系，才能更好地指导临床用葯。

第二章　配伍和应用

第一节　配　　伍

兩味以上的葯物合用叫配伍。中葯多配伍成方剂的形式应用于临床。葯物配伍的目的，在于使葯物更好地發揮其疗效，或制止其不良作用，并对于較复杂的証候，可以全面照顧。

根据用葯經驗，有些性能相类的葯物，常常合在一起应用，可以互相助長疗效，这叫相須。若是兩味以上的葯物合用，一葯为主，余葯为輔，以提高其疗效，这种关系叫做相使。相須相使是一般葯物配伍中常用的方法。

有些有毒性的葯物，在应用时每須配伍制服其毒性的葯物，可以避免其不良作用，例如半夏有毒而畏生姜，这叫相畏，故方剂中半夏多配生姜，以制其毒。天南星有毒，生姜能杀其毒，此二葯合用就無妨碍，謂之相杀。相畏相杀是应用毒葯时常見的配伍方法。

有些葯物不宜合用，因为配伍在一起时，將会降低或丧失葯效，这叫相惡。还有少数葯物配伍时可能产生剧毒作用，这叫相反。相惡相反一般屬于配伍禁忌。

葯物虽以配伍应用为多，但也有少数是独用的，名为單行。

單行、相須、相使、相畏、相杀、相惡、相反，神农本草經謂之"七情"。除單行外，其余六种都是处方用葯时所应遵守的。

多数葯物經过有系統有主次的配伍叫方，方剂的組織有君臣佐使。內經云："主病之謂君，佐君之謂臣，应臣之謂使。"說明了方剂中的君臣佐使是葯物配伍的基本原則，其目的已不仅是更好地發揮葯物的疗效，或制止其不良作用，还照顧到用葯全面。关于君臣佐使的配伍原則詳見方剂学。

兹將李时珍提出的諸葯相反附录于此，以供参考。

甘草反甘遂、大戟、芫花、海藻；

烏头反貝母、瓜蔞、半夏、白芨、白蘞；

藜蘆反人參、沙參、丹參、玄參、苦參、細辛、芍葯、狸肉；

河豚反煤、荆芥、防風、菊花、桔梗、甘草、烏头、附子；

蜜反生葱；

柿反蟹；

犬肉反商陆。

第二节 剂　量

中葯大多采取方剂的形式应用于临床，故剂量的含义有三点：其一是每种葯物用量；其次是处方中个别葯物的相对剂量，即在同一处方中，这种葯物和其它葯物的比例分量；其三是制剂的实际服用量。用葯剂量掌握得适当与否，会直接影响到疗效（过量甚至有中毒的危險）。所以，我們对于剂量应予以足够的重視。

講义各論中提到各葯的用量，系指施用于成人者。根据临床經驗，小兒年在一岁以下者，約用成人量的五分之一。一至三岁，則四分之一。四至八岁，則三分之一。九至十二岁，則二分之一。十三至十八岁，用三分之二。十八岁以上用全量。其次，葯剂制成后的每次服用量，亦可按这个比例掌握，以上是一般的用量比例。在应用攻邪的葯物时，还应考虑到患者体質、年龄、病情等各方面情况，如年老体衰，病剧体弱，久病食少，均宜减其剂量。

第三节 葯剂服法及其有关事項〔附妊娠禁忌葯〕

葯剂服用法的得宜与否，对疗效很有关系。如湯剂一般都是溫服，但亦有須要热服者，如外感風寒葯宜热服而暖复其体，治大寒証宜热剂热服；亦有須要冷服者，如一般解毒葯剂皆宜冷飲，治嘔吐証葯宜冷啜，治大热病宜寒剂冷服。

至于服葯时間，一般的說，补葯可以食前服，驅虫葯和瀉下葯都于空腹时服，其他药剂都可食后服。不管食前或食后服药，最好不要使药与食物混在一起，食前服者須待药散才进食，食后服者須待食消方进药；否則药食混杂，兩相妨碍，不易見效。此外，还須因病情的緩急，改变服药的时間，如急病宜立刻服药，瘧疾用截瘧剂宜于發作前 2—4 小时服药等。

中药一日服药的次数，一般都是三次，于早、午、晚分服。病緩須緩治者，亦可日二服，病急不解須急治者，亦可一日夜四、五服，使药力积累，药气接續，易于胜病。

服药所以瘉病，故病瘉則应停药，不必尽剂；若惜药而强服，則矯枉过正，徒耗正气，欲益反損了（滋补药服用时間稍長不妨）。尤其是有汗吐下作用的方剂更要遵守"病去，不必尽剂"这个法則。若服药期中，病情突然發生变化，当然更应該立即停药了。

內服丸散等固体药剂，一般都用白开水吞服，但亦有酒服者，取其宣达；有漿水服者，取其清热。丸剂又有沸湯和服者（如理中丸）；有水煮服者（如大陷胸丸，抵当丸），取其速效。有淡鹽湯下者，取其入腎；有噙化者，取其药力留連上焦；散剂有香豉煮汁和服者，取其湧吐；有舐吃者，取其药力留恋膈上。

服用止嘔吐药剂，嘔吐剧烈者，必須：（一）冷服，（二）少服，（三）頻服；否則不易見效。嘔吐不止者，可將治嘔药作成散剂，以舌舐嚥，則不易將药嘔出，逐漸收到止嘔之功。或用炒鹽二包，輪熨喉下至胸，多炒頻熨，也能輔助內服药的止嘔效力。

小兒生病，多不願服药，若照一般剂量强迫服用，每易啼哭嘔出，难于發生药效。故宋代小兒方大多采用丸剂，丸小而每次服量又少。或用膏剂，大多以蜂蜜和成，取其适口，易于服用。嬰兒患病，可以綿着药湯中，提綿滴儿口中。

服發汗药后，宜暖复避風，否則易昏眩顚仆。

〔附〕 妊娠禁忌药

妊娠期中，应該注意药物的禁忌，因为某些药物具有墮胎的流弊，可促使孕妇造成流产的后果。根据药物对于胎兒損害程度的不同，一般可分为禁用与愼用二类。禁用的大多是毒性較强，或药性猛烈的药物，如巴豆、牽牛、大戟、斑蝥、商陆、三稜、莪朮、水蛭、虻虫等；愼用的包括了通經去瘀，行气破滯以及辛热、滑利等药物，如桃仁、紅花、大黃、枳实、附子、干姜、肉桂、半夏、冬葵子等。

凡禁用的药物，絕对不能使用；愼用的則根据孕妇患病情况，斟酌使用。但沒有特殊必要时，应尽量避免，以防發生事故。

第三章 炮制和制剂

第一节 炮 制

炮制是药物制成各种剂型之前的加工过程，許多药物都要經过炮制，目的在于使药物除去杂物、泥土，留存药用部分，便于制剂，以及充分發揮药物疗效，制止或减低其毒性和副作用。要达到上述的一些目的，不仅要根据不同的药性和治疗需要而采用多样的炮制方法，有些药物还应当选用适宜的炮制材料。可知药物的炮制，是应用中药应該注意的問題，也是中药学的內容之一。古笈記載有炮制十七法，由于不断的發展，实际上还要多一些。归納起来，約有水制、火制、水火共制……等基本方法。玆按炮制的目的分述于后：

一、使药物潔淨

1．洗：植物药夾杂有泥沙等杂物的，先用水洗，使其潔淨。

2．漂：有些海产药物，或用鹽漬保存的药物，在使用前多用水浸一段时間，反复换水，以漂去咸味或腥气。

3．煮：如朴硝，多杂有泥土杂質，若同白蘿蔔煮后冷却，成为芒硝，質量較未制前純淨。

4．飞：金石葯中屬于天然产物的，大都混有杂質，可置乳缽內与水同研，或研細后去水，或揚其浮沫，此法也可使葯物研至極細。

二、便于制剂和服用

1．干燥：有人工干燥和日晒与陰干等方法，經过干燥，既便于搗碎、切片，又便于保存。若在陰天，可采用人工干燥方法，較常用的有烘和焙兩种：烘，是在烘房或烘櫃內加热，使其干燥而不致于燒焦。焙，是將葯置于瓦上或鍋內加热焙燥。

2．水浸：有些質地堅硬的葯物，經过較長时間浸泡，易于切片。若浸潤后再置密閉容器中經一定时間，使其变軟易切，叫做伏。此外，杏仁、桃仁則宜置水中加热，使皮易剝离，叫做燀。

3．搗碎或切片：切片的葯通常多用刀切，忌鉄器的葯物用竹刀切，或用銅刀切；动物的角質、骨質葯，及植物葯中質地坚实的，則用鎊法使成碎屑或薄片。搗碎可用杵、研等法，使成碎粒或粉末，柔軟的葯物則可搗成餅狀或糊狀备用。

4．蒸和蒸餾：有些葯要經过蒸制，才易于切片，含有揮發油的葯物可用蒸餾法提制，制成品称为露。

5．煅和淬：將金石葯或介类葯置火上燒紅，使其易于粉碎，叫做煅。若煅后即迅速投入冷水或醋中，反复多次，叫做淬。經淬后使用，不仅易于搗碎，并且可以緩和某些葯物的峻烈性。

三、制止或減低葯物的毒性、峻烈性和付作用

1．煨：用湿紙或面粉包裹葯物，在火中煨熟，以吸去油質，如肉豆蔻煨后去油，可以避免引起嘔吐。又有將葯物置于火灰中煨熟的，如生姜經火煨后可使其烈性減輕，且使其發散力也較緩和而更長于溫中。

2．炒：在瓦上或鍋內炒葯令黃，或微焦，或用麸炒，使葯性減緩(也有加用酒炒、姜汁炒的，詳見炙法。)，可以減輕或制止这些葯物的烈性或付作用。

若在較强的火候下，久炒至起煙为度，則为炮法，炮后則毒性和烈性显著減低。

3．去油：有些葯物不宜火煨去油，可置于吸水的紙中压榨去油，或研細加水，使油質浮起，傾去水和油，或經炒去油，都可以減低其毒性或烈性。

此外，还有用烏豆水浸附子，甘草水煮自然銅，醋煮芫花等，也是为了減輕葯物的毒性或烈性。

四、改变葯物性能，提高疗效

1．炙：用酒、醋、姜、蜜、乳、酥、鹽等材料与葯物同炙。炙的方法是塗在葯物切片上，放在火上炙透，骨質葯要炙至松脆。炙法也有用以上材料与葯同炒的。

用酒炙后，能增强升提和通行血脉的作用，也可減輕葯物烈性或副作用。

醋炙可以增强止痛或入肝的作用，也可以減低葯物毒性、烈性。

姜汁炙則能溫胃止嘔，也可用此法制葯物的苦寒。

蜜炙后甘緩，补中。

乳炙能滋陰血，潤燥。

酥炙多用于骨質、角質葯，能增强滋养效力，并可使葯物酥脆，易于研碎。

鹽水炙可入腎經。

2．發酵：通过發酵的方法，將大豆制成豆豉，或將杏仁、蓼等制成神曲，其作用較未制前大大差異。

3．燒存性：葯物通过燃燒，密閉使之炭化，不使成为白灰。止血葯有用此法的。

4．反复蒸晒：將葯物先蒸后晒，晒了又蒸，蒸了又晒，如生地拌砂仁和酒，蒸晒成为熟地，專补陰血。何首烏同黑豆蒸晒，成为制首烏，更滋肝腎。

第二节　制　　剂

药物的应用，必須賦予一定的剂型，目前最常用的剂型有湯、丸、散、膏、丹、酒……等，主要根据药性和治疗需要，作恰当的选擇。

药物制成各种剂型，各有所宜，也各有所不宜，是古人从实踐中获得的經驗。如用药物煮湯，有效成份最易受水和热的条件所影响，而且湯剂吸收較快，特别是毒药作为湯剂，更容易發生中毒現象，所以用毒性药，或有效成份难溶于水，和不耐高热的药，都宜作成丸剂使用，特别是剧毒药，不能入湯酒剂用。从吸收速度說，散的吸收較丸快，湯的吸收較散快。应用时要全面考虑药物的毒性，耐热性、溶解性三方面，决定应当使用的剂型。从治疗需要說，用于盪滌臟腑，开通經脉，外达四肢的，宜用湯剂；用于疏散壅結的，宜用散剂；用于緩消癥积或緩补元气的，宜用丸剂；用于温行血脉的，宜用酒剂；用于滋养的，宜用膏剂或丸剂。此外，散剂还作为急救用和瘡瘍皮膚病外用；还有加輔料作成軟膏、硬膏（薄貼）作外治用。丸散中药性峻烈而用量小的，又称为丹。制剂的詳細內容，在方剂学中叙述，此处从略。

下篇　各論

第一章　解表藥类

解表药就是發汗解表的葯物、它的主要作用，可使病人出汗或微汗而达到解散表邪的目的。

解表葯主要用于惡寒、發热、头痛、項强、身疼、無汗或自汗、脉浮等表証。他如水腫兼有表証或腰以上腫当从汗解的、斑疹表未解需要透發的、以及由于外邪引起的喘咳、头痛、身疼剧烈等証候，均可分別选用本类葯物。

有些解表葯具有較强的芳香气和辛散性，一般不宜久煎，以免葯性散失。

解表葯忌用于多汗或热病后期津液亏耗，以及常患瘡痈、淋証及失血等証气血不足的患者。

解表葯大多具有辛味，而性質有寒溫的不同，故可分为辛溫与辛凉兩类。

第一节　辛温解表葯

辛溫解表葯具有發散風寒的作用，發汗力較强，适用于寒重热輕而無汗的表証。

麻　黄

为麻黄科植物草麻黄、木賊麻黄或其他麻黄屬植物的干燥莖枝，莖枝下部多木質化，棕黄色，莖上叢生草質莖，黄綠或灰綠色，均質脆易折，断面纖維性，中心具紅色髓部，生用或蜜炙用，先煎。

性味与归經　辛、溫、微苦、入肺、膀胱經。

功效与应用 1. 發汗解表：用于感冒風寒，惡寒、發热、头痛、身疼、無汗等表实証，常与桂枝相須为用，以增强發汗力。

2. 宣肺平喘：用于喘促咳逆不得臥等肺气壅实之証，屬寒者常配干姜、細辛、五味子等，屬热者多伍石膏、杏仁等葯。

3. 利水退腫：用于水腫而見惡風等証，热証多与石膏配伍，寒証常与附子同用。

用量 5分—3錢

禁忌 表虛自汗，及肺虛喘嗽者忌用。

桂 枝

为樟科植物菌桂树或肉桂树的干燥嫩枝，本品頂稍呈扁方四楞形，較粗者呈圓柱形，有分枝及叶柄脫落的遺痕，外表紅棕色或灰褐色，有微細縱紋，質硬而脆，易折断，断面不平坦。

性味与归經 辛、甘而溫，入心、膀胱經。

功效与应用 1. 發表解肌：用于感冒，头痛、發热、惡風寒等証。表虛自汗，常与芍葯配伍；表实無汗，多与麻黃同用。

2. 通陽化气：用于陽气不行，水湿停留，或为痰飲，或为蓄水等証，常配伍白朮、茯苓、澤瀉等葯应用。

3. 溫通經脉：治風寒湿痹痛，每与附子、防風、白朮等配伍；治寒凝血滯的經閉，常同桃仁、紅花、牛膝等合用。

用量 1—3錢。

禁忌 陰虛陽盛，溫热病及失血証皆忌用，孕妇及月經过多者愼用。

紫 苏

为唇形科一年生草本紫苏的莖、叶。莖为圓角四方形，四边有槽，表面紫色或綠紫色，易折断，断面中心有白色髓部；叶多縐縮，完整的叶呈广卵形，頂端長尖，边緣具粗圓齿，紫褐色或面青綠而背深紫。若單用莖，处方名为“苏梗”；用叶，則名“苏叶”。

性味与归經　辛、溫，入肺、胃經。

功效与应用　1．發表散寒：适用于感寒咳嗽或胸悶不舒者，常与陈皮、半夏、桔梗、前胡等配伍。

2．利气和中：治中焦气滯，嘔吐食减，可單用；挾热者可配黃連；此外，与陈皮、砂仁同用，能理气安胎。

3．解魚蟹毒：單煮汁飲之。

用量　1—3錢。

荆　　芥

系脣形科一年生草本荆芥的莖、叶及花穗。莖方形，外表紫紅或黃紅色，被細絨毛，叶呈羽状五深裂，各裂片長橢圓形、綫状、鈍头、全緣，两面背有絨毛；花穗長約一、二寸，小脣形花輪生于花軸上，色淡紅。生用或炒炭用。若單用花穗，处方名“荆芥穗”。

性味与归經　辛、溫，入肺、肝經。

功效与应用　1．發汗解表：治感冒头痛發热、瘡瘍及痲疹初期等証，常与薄荷相須为用；偏寒者加羌活、防風等葯；偏热者加銀花、連翹等葯。

2．疏散風热：風热郁滯于上，头眩目赤者，可与薄荷、菊花等合用；若咽喉痛者、常与桔梗、甘草配伍。

3．止血：炒炭用，治吐、衄、崩、漏，及腸風下血，常与黃芩等配伍。

用量　1—4錢。

羌　　活

系繖形科白芷屬多年生草本羌活的干燥根莖和根，本品全体成不整齐团塊状或略弯曲的長柱状；表面棕黑色，有瘤結，表皮屑易剝落，里面显棕色縱行細条紋，根莖表面有突起环节，而根則無明显的环节；質輕松脆弱，易折断，断面不平坦。

性味与归經　辛、苦、溫，入膀胱、腎經。

功效与应用　1．發表止痛：常用于感受風寒而以头痛身疼为主証者。若周身肢节疼痛者，每与独活、防風等配伍；若头痛者，常与白芷、川芎等合用。

2．發散風湿：治風寒湿痹，腰背肢节疼痛或痠痛，可与威灵仙、独活、防己等配伍。

用量　1—3錢。

禁忌　头痛或遍身疼痛由于血虛所致者忌用。

防　　風

系繖形科多年生宿根草本植物防風的干燥根，根呈圓柱形，平直或帶弯曲，多不分支，長約6—7寸，外表棕色，头部有密集环节，質地松軟，帶棉軟性，折断面不平坦。平整的横断面，木部圓形，黄白色，有多数放射状裂隙。生用或炒用。

性味与归經　辛、甘、微溫，入膀胱、肝經。

功效与应用　1．疏散風寒：用于外感風寒头疼身痛，常配伍羌活、白芷、川芎等，治風热头風疼痛，与黄芩、菊花、全蠍等药合用。

2．祛風解痙：与天南星等合用，內服及外摻，治破伤風証。

用量　1—3錢。

禁忌　凡血虛的痙急头痛忌用。

白　　芷

为繖形科多年生草本白芷的干燥根，根呈圓錐状，長約5—6寸，外表灰白或灰黄色，具縱皺和支根削痕、質坚硬，不易折断，断面灰白色，外層杂有黄紅色細点，中心色白，二層界限显明。

性味与归經　辛、溫，入肺、胃經。

功效与应用　1．袪風止痛：①治感冒及头風头痛，可單用，亦可与防風、蔓荆子、川芎等同用。②治鼻淵，与蒼耳、辛夷、薄荷等配伍。③治眉稜骨痛，与黄芩同用。④治牙床腫痛有热者，每与荆芥、連翹、石膏等併用。

2．消腫排濃：治乳痈，常与青皮、貝母、瓜蔞、蒲公英等合用。

用量　1—3錢。

禁忌　血虛有热、陰虛火旺的头痛忌用。

藁　本

系繖形科多年生草本藁本的根莖。干燥根莖呈不規則的圓椎形，長2—6寸，外表黄褐色，頂端有莖的殘基，上部較大、密生疣状凸起，排成环节，下部細瘦，具縱皺。

性味与归經　辛、溫，入膀胱經。

功效与应用　袪風止痛，治感冒風寒或头風，巔頂剧烈疼痛，甚則痛連齿頰等証，常与川芎、白芷、羌活、蒼朮等配伍。

用量　1—3錢。

禁忌　血虛头痛忌用。

細　辛

細辛为馬兜鈴科多年生草本，过去以干燥根及根莖供葯用，現在叶亦入葯。單叶根出，叶柄細長，叶片心臟形，色淡綠；干燥根莖短而細小，連同多数支根，支根質甚柔軟，根莖有明显的节，外表土灰色，易折断，断面平坦，黄白色。

性味与归經　辛、溫，入肺、腎經。

功效与应用　散寒止痛化飲：①治疗寒邪入里侵犯少陰而見發热脉沉之候，可用細辛使之外达，常与附子、麻黄等配伍。②对于感寒头痛，可与川芎、藁本等合用；齿痛、与草烏、蜀椒等葯研末、塗痛处。③用于風寒或寒飲咳嗽多痰者，常配伍干姜、五味子、茯苓等葯。

用量 5分—2錢。

禁忌 凡陰虛陽旺的头痛、咳嗽忌用。反黎蘆。

生　姜

系姜科植物姜的新鮮根莖，为扁平圓柱形塊状物，多分叉，長約1—3寸，厚約2—6分，各分叉之先端膨大如手指，常殘留莖痕，外表灰黃色，有纖維状物外露，原葯用，搗汁用，或煨熟用名煨姜。

性味与归經 辛、微溫，入肺、胃經。

功效与应用 1．發表散寒：感冒風寒，証候輕微者，生姜与赤砂糖煎湯热服，溫复取汗；証候稍重者，常加入一般辛溫發汗方剂中应用。

2．和中止嘔：常与半夏合用，以治胃寒嘔吐；与大棗合用，以治中虛食少。

3．散寒止咳：治肺寒咳嗽，可与紫菀、百部等配伍。

4．解毒：本品能杀半夏、南星毒，故半夏、南星多用姜制；若服半夏、南星中毒，喉舌麻痹者，服生姜可解。

用量 1—3錢。

葱　白

系百合科多年生草本葱的近根部白莖。新鮮葱白呈类圓柱形，由多層合裹而成，外表类白色，平坦光滑、質脆、断面組織粗松。

性味与归經 辛、溫，入肺、胃經。

功效与应用 1．發表：治感冒惡寒發热头痛，偏寒者与生姜等配伍，偏热者与淡豆豉、葛根等配伍。

2．通陽：治少陰病下利脉微，与干姜、附子等合用；治陰寒腹痛，及寒凝气阻，小便癃閉，少腹脹滿者，用本品炒热外熨臍腹。

用量 2—8枚。

禁忌 与蜜相反，不可合服。又，服地黄、常山的病人忌食葱。

香　薷

为唇形科一年生草本，全草供药用，莖高一、二尺，方形：叶对生，卵圆形或橢圆形，边緣有鋸齿，具叶柄；莖叶香气甚濃；秋日莖梢抽生細長花穗，开唇形花，側向一方，淡紫色。

性味与归經 辛、微溫，入肺、胃經。

功效与应用 1．發表祛暑：常用以治夏令感受暑湿，証見寒热头痛，肢节痠疼，腹痛吐利者，可与扁豆、厚朴等配伍。

2．利水消腫：治水腫可單用，也可与白朮合用。

香薷煎湯宜冷飲，若热服易致嘔吐。用于發表，水煮服；用于利水，宜久煎濃縮服用。

用量 1—3錢。

禁忌 汗多表虛及陰虛气虛者忌用。

第二节　辛涼解表药

辛涼解表药性味辛涼，有解散風热的作用，發汗力較弱。适用于热重寒輕，有汗或無汗的風热表証。

薄　荷

系唇形科宿根草本薄荷的干燥莖叶。干燥的莖呈黃褐色或紫褐色，質挺硬，易折断；叶黃褐色或綠褐色，綳縮。手握之，發响而易碎。不宜久煎。

性味与归經 辛、凉，入肺經。

功效与应用 1．疏散風热：常用于感冒風热及溫病初起有表証者，多配伍銀花、連翹、荆芥、淡竹叶等药应用；用于風热上攻、头昏目赤者，常配伍茶叶、荆芥、黃芩等药；風热壅盛，咽喉腫痛者，則配伍桔梗、甘草、殭蚕、荆芥等药。

2．透發痧疹：治麻疹初起，每与連翹、蟬衣、葛根等合用。

3．芳香辟穢：治痧脹腹痛肢麻等証，与藿香、石菖蒲等併用。

用量　1—3錢，散剂当酌減。

牛蒡子(大力子、鼠粘子)

系菊科越年生草本牛蒡的成熟干燥种子，种子呈長卵圓形，一端較尖，腹背較扁，略弯曲，長約二分許，外表灰褐色、有黑褐斑点，具細縱綫；种皮較硬，种仁黄白色。生用或炒搗用。

性味与归經　辛、平，入肺、胃經。

功效与应用　1．疏散風热：治感冒風热及溫病初起，有輕微的解表作用，須与薄荷、荆芥、連翹等配伍。

2．清热散結：治風热郁滯，咽喉腫痛，可与荆芥穗、甘草等合用。

3．透疹解毒：治風热痧疹不能透發者，可用本品配伍連翹、薄荷、蟬衣等葯；又治疔瘡腫毒，常与連翹、銀花、甘草等同用。

用量　1—3錢。

禁忌　气虛及大便泄利者忌用。

蟬　　蜕(蟬衣)

为蟬科昆虫蚱蟬所蛻之殼，其質菲薄而中空、外表茶褐色，背面有光澤，背部呈弓形，有十字形綻裂，由裂隙可以看到体腔內部殘留的黄白色組織，全殼微透明，質輕而脆，易碎裂。去翅足用。

性味与归經　甘、寒，入肺、肝二經。

功效与应用　1．散風清热：①用于外感風热及溫病初期，常与石膏、連翹、薄荷等同用。②治外感風热失音者，可單用，或配伍通大海。③治疗風热目翳及痘后目翳，每与菊花、羊肝等同用。

2．透發痧疹：治疹子初見，或疹出不暢者，常与葛根、薄荷、連翹、牛蒡子等同用。

3．祛風解痙：对于破伤風及小兒口噤、不乳等証，單用为末調服；如与全蠍等同用，效力尤强。若治小兒夜啼，用蟬蜕后半截为末，鈎藤或薄荷湯調服。

用量　1—3錢。

桑　叶

系桑科落叶乔木桑树的叶。叶卵形、或广橢圓形，先端尖銳，底部作心臟形，鋸齿緣，干燥叶易折碎，黃綠色，光滑無毛、叶脉明显、微綯縮。鮮用，或干燥后用，或蜜炙用。

性味与归經　苦、甘、寒，入肺、肝經。

功效与应用　1.疏散風热：治風溫發热咳嗽，或感受風热、邪在卫分者，常与連翹、薄荷、菊花等葯配伍。

2．清热明目：目赤澀痛或風眼下泪，可單用本品煎湯溫洗；与黑芝麻等分煉蜜为丸服，治肝陰不足，眼目昏花之証

用量　2—3錢。

菊　花

为菊科多年生草本，以花供葯用。菊花品种極多，入葯者有白菊花、黃菊花、野菊花等。干燥的白菊花多压扁，苞片綠黃色，外層舌状花黃白色或淡粉紅色，內層筒状花黃白色，質綿軟，多綯縮，体輕，有特異之淸香　黃菊花又名杭菊花、朶小而圓，花冠黃色。野菊花为各地野生，多为土黃色，形最小而圓，多数花冠未盛开。

性味与归經　甘、苦、微寒，入肺、肝經。

功效与应用　1．疏散風热：治外感風热头昏目赤諸証，常与桑叶、連翹、薄荷、刺蒺藜等同用。

2．清热解毒：野菊花解毒的力量較强，治疔腫可用野菊花連莖叶搗爛、酒煎热服取汗，并以渣敷之。

3．养肝明目：治肝腎虛目暗之証，常与枸杞、地黃等配伍。

用量　1—4錢。

蔓　荆　子

系馬鞭草科落叶小灌木蔓荆的干燥果实。果实呈球形，外表暗褐色，有灰白色宿存的萼，被复果实的一半，在萼中央有殘存的果柄。果皮坚厚，切开后，里面灰白色，內藏細小种子。鹽水炒用。

性味与归經　苦、辛、平，入肝、肺經。

功效与应用　1．疏散風热：治感冒头痛及头風等症，可与防風、菊花、石膏等配用。

2．祛風明目：用于目赤腫痛之实証，常与当归、桃仁、菊花、草决明等配伍；若治內障之虛証，則与人参、黃芪等葯同用。

用量　1—3錢。

淡　豆　豉

系用豆科一年生草本黑大豆加工制成。干燥豆豉外面皺縮，表皮黑褐或紫褐色，种仁黃褐色，質柔潤。釀制法有两种，一种是同桑叶、靑蒿釀制，一种是同麻黃、苏叶釀制，而以第一法为最普遍。

性味与归經　苦、寒（此指由第一种方法釀制而成者，第二种方法制成者偏于辛溫），入肺經。

功效与应用　1．發汗解表：治疗感冒惡寒發热头痛等証，常与葱白、葛根等葯配伍。

2．宣热除煩：治伤寒發汗吐下后，虛煩不得眠，与梔子同用。

用量　2—4錢。

葛　　根

系豆科多年蔓生落叶植物葛的干燥根、根呈不規則圓柱形，外表紫褐色或赤褐色，有縱皺紋。商品一般多切成薄方塊形，显灰白色或黃白色，充滿纖維及粉状物。生用或煨用。

性味与归經　甘、辛、平，入脾、胃經。

功效与应用　1．解肌透疹：治伤寒項背强的証候，常配伍麻黃、桂枝、芍葯等应用；治痲疹初期疹未透出或透發不暢者，每与升麻、蟬蛻、連翹、薄荷等同用。

2．生津止渴：用于热病口渴而兼有表証的，可單用煎服，或配方服。

3．升清止利：治下利，可与白朮或黃連、黃芩等配伍。

用量　1—4錢。

禁忌　疹子已透出者不宜用。

附：有些葯物的作用与解表葯頗类似，但主要不用于一般表証，附列于本章之末。

柴　　胡

为繖形科多年生草本，葯用全草。若單用根，处方名柴首。根之干燥品呈扭曲的圓錐形，長約2—3寸，粗約2分余，外表棕紅色，根头部比較膨大，上生数茎、茎旁并有少数黄褐色棕状毛，根下部漸細瘦，有細小枝根，表面皺縮，断面黃色。茎叶黃綠色，纖細而硬。叶細長多皺縮，具平行脉。生用或酒炒、醋炒、鱉血炒用。

性味与归經　苦、平，入心胞、肝、三焦、胆經。

功效与应用　1．和解退热：治伤寒少陽病及瘧疾寒热往来，常与桂枝、葛根、黃芩等同用。亦可治感冒發热、常与羌活、防風等同用。

2．疏肝解郁：用于肝气郁結的头暈、目眩、脅痛、食少等証，常与当归、白芍、白朮、茯苓等配伍。

3．升举陽气：治气虛下陷、常与升麻、党参、黃芪等併用。

用量　1—4錢。

升　麻

系毛茛科多年生草本升麻的根莖。干燥根莖呈扭曲不整齐的圓柱形，外表棕黑色、有細縱皺，根莖上端多地上莖的殘基，两側及下端多副根殘基及根痕。質堅硬而輕虛，不易折断，断面有放射状花紋，往往中心有空洞。

性味与归經　甘、辛、微寒、入肺、脾、大腸、胃經。

功效与应用　1．發表透疹：本品很少用于一般的表証，而多用于痘疹或麻疹初期以透發邪毒外出，常与葛根配伍。

2．升陽：治疗脾胃清陽下陷的少气、倦怠、下利、脫肛、子宮脫出等証，常与柴胡、黄芪、人参等合用。

3．解毒：用于热毒發斑，或咽痛喉瘂等証，常与玄参、甘草等配伍。

用量　1—2錢。

禁忌　陰虛陽浮、麻疹已透者忌用。

木　賊

系木賊科多年生常綠草本隐花植物木賊的全草。莖圓柱形，中空，表面深綠色，有明显的节，具縱溝和縱稜。叶生于枝上，系由輪生的鱗片状叶連合而成，如漏斗状。莖叶嚼之有如砂礫感觉。

性味与归經　甘、苦而平，入肺、肝、胆經。

功效与应用　散風、退翳，由于本品具有这兩种功效，所以不作一般解表葯用，而宜于風热目赤或眼生翳膜而兼有表証者，每偕菊花、谷精草、石决明等应用。

用量　1—3錢。

禁忌　陰虛火炎之目疾忌用。

第二章　瀉下葯类

内服葯物可以引起腹瀉，或能滑利大腸，促使排便的，屬于瀉下葯类。

瀉下葯的基本作用在于通便清腸以排除积滯，或攻逐水邪，所以适用于便秘、水腫等証。有些瀉下葯还可通过瀉下作用以清泄黑热，从而緩和实热便結所致的發热譫語等証。

根据瀉下作用的不同，大体可分为攻下葯、潤下葯、峻下逐水葯等三类。除潤下葯外，一般不适合于虛弱和年老的患者及孕妇和月經过多者、表証未解的亦不宜單独投以瀉下葯。

第一节　攻　下　葯

本节所列葯物，其性味苦寒或咸寒，适用于宿食停滯，大便不通所引起的各种証候。以其性偏寒凉，具有清热瀉火作用，故尤以实热壅滯，燥屎坚积者为适宜。部分葯物亦可治疗寒积便秘，但必須配伍溫里葯。若腹部脹滿而气机不暢者，可以配伍行气葯。

大　　黄

蓼科植物掌叶大黄及葯大黄等的根莖。加工后的大黄巳削去外皮，干燥后为圓柱形或圓錐形塊状物。生用名生大黄或生軍，酒炙后名酒軍或熟大黄，炒大黄名大黄炭。

性味与归經　苦、寒、入脾、胃、大腸經。

功效与应用　1．攻积导滯：适用于腸胃中有燥屎或宿食积滯，大便不通、腹滿痛，及热結便秘、壯热苔黄、潮热、神昏譫語等証，常与芒硝或枳实、厚朴等葯配伍。

2．泄热止血：治火热亢盛，吐血衄血証，可与黄連、黄芩合用。

3．行瘀通經：治瘀血凝滯，月經閉止，及跌打損伤，瘀血在內，脹滿疼痛之証，可与紅花、当归等配伍。

本品又可作湯火伤及热証腫瘍的外敷葯，有清热解毒作用。

用量 1—4錢。丸、散剂減半用。

禁忌 妇女胎前产后、月經期中、及授乳妇俱愼用。

芒　　硝

硫酸鹽类的加工制品，为白色或無色透明稜柱状結晶体，易溶于水，不溶于酒精。若失去結晶水而成粉末状，名玄明粉。

性味与归經 辛、咸、苦、大寒，入胃、大腸經。

功效与应用 1．瀉下淸热，潤燥軟坚：治热盛所致的腸胃实热积滯，大便干結証，常与大黄幷用。

2．瀉火解毒：單用本品溶于水中外塗，疗漆瘡、皮膚瘡腫或瘡疹赤热痒痛。又治口腔潰瘍，咽喉腫痛，可与硃砂、冰片、硼砂等制成散剂外用。

用量 3—5錢。化服。

禁忌 孕妇忌用。

蘆　　薈

百合科常綠植物蘆薈叶中的汁液，經加工干燥而成。为不規則的塊状，大小不一，常显黑棕色，不透明，質脆而易碎，破碎面蜡質，不平坦。

性味与归經 苦、寒，入肝、胃、大腸經。

功效与应用 1．淸热瀉积：适用于習慣性便秘及热結便閉引起头暈目赤、煩躁失眠等証，可与硃砂併用。

2．消疳杀虫：治疗小兒脾疳有蛔虫，配伍使君子为末服。若治瘡癬，可与甘草研末敷之。

3．淸热凉肝：治肝經实火而見头暈头痛，耳聾耳鳴，神志不宁，躁狂易怒，大便秘結等証，可配龙胆草、黄連、当归等葯。

用量　3分—1錢。只作丸、散剂用，不入煎剂。

禁忌　孕妇忌用。

第二节　潤　下　葯

潤下葯的葯用部分，多数是植物种仁或果仁。富含油脂，具有潤燥滑腸作用，能使大便易于排除，故适宜于脾躁不能行其津液的便秘，产后血枯或病后津液未复，及亡血病人，排便困难者。用时当根据病情，与养陰葯、补血葯或行气葯配伍。

本节收載潤下葯物不多，尙有很多具有潤下作用的葯物，如杏仁、桃仁、当归、肉蓯蓉等，散在其他各章，宜互参考。

大痲仁（火痲仁）

大痲科一年生草本大痲的果实。果实橢圓形或卵圓形，两側稍扁，边緣有棱，長約一分余，外表光滑，灰褐色而杂黃色細網紋，一端有果柄痕。种子灰白色，富含油脂。

性味与归經　甘、平，入脾、胃、大腸經。

功效与应用　潤燥滑腸，滋养补虛，为常用帶滋养性的潤下葯，适用于老人、虛人、热性病后及产后津枯或血少的腸燥便秘証，可酌情与杏仁、当归，或枳实、大黃等配伍。

用量　3錢—1兩。

郁　李　仁

薔薇科落叶灌木郁李的种子。种子呈卵圓形，微扁，一端較尖，長約二、三分；种皮土黃色或土褐色，菲薄，有微皺；种仁乳白色，富含油脂，有类似杏仁的芳香，

性味与归經　辛、苦、甘、平，入大腸、小腸、脾經。

功效与应用　1．潤腸通便：治腸燥便結，常与栢子仁、杏仁、桃仁、松子仁等葯同用。

2．利尿退腫：治脚气水腫腹滿，大小便閉者，可与苡仁配伍。

用量 1—4 錢。

第三节 峻下逐水药

本类葯物有峻烈的瀉下作用，能使体內停蓄的水分从大小便排除，达到消除腫脹的目的。适用于水腫、胸腹积水及痰濕結聚喘滿壅实之証。近代医家又用以治疗晚期血吸虫病的腹水証候，在改善証狀方面，效果良好。

本类葯物非但葯性峻烈，且多具有毒性，故对炮制、配伍、剂量、运用方法及禁忌等，都須注意掌握。

牽牛子（丑牛）

旋花科一年生蔓性草本牽牛的干燥成熟种子。种子略呈八分之一球形，背面隆起，腹部两側面直平，長約一分半，外表棕黑色（黑丑）或黄白色（白丑），种皮坚厚，种仁淡黃綠色，富含油脂。

性味与归經 苦、寒、有毒，入肺、大腸經。

功效与应用 1．峻下逐水：治实証水腫及晚期血吸虫病的腹水，可与甘遂、茴香等葯配伍。

2．瀉下通便：用于三焦气滯，湿热壅遏之便秘，可單用或配伍檳榔、大黄等葯。

3．驅虫：治蛔虫病，可与苦楝根皮等合用。

用量 1—3 錢。若作散剂，当减半用。

禁忌 脾虛气弱及孕妇均忌。

甘遂

大戟科多年生有毒草本甘遂之根。根横生多节，呈連珠状，長約一、二寸，粗約 2—4 分，表面有赤色斑点，干后外皮呈膜状剝裂，內部粉白。經面裹煨热或醋炒后用。

性味与归經　苦、寒、有毒，入肺、脾、大腸經。

功效与应用　1. 瀉水逐飲：治水腫及胸腹积水等实証，每与牽牛子、大戟等同用，亦有与大棗配伍者。

2. 消腫毒：疗湿热腫毒，可用本品为末，水調敷患处，同时濃煎甘草汁內服。

用量　5分—1錢。散剂减半。以作丸、散剂用者为多。

禁忌　凡非气壯邪实者及孕妇忌服。反甘草。

大　戟

大戟科多年生毒草大戟之根。根呈細長圓柱形，長約六、七寸至尺余，粗約二、三分，外表赤褐色或灰褐色，帶卷曲，質柔軟不易折断，易分离为絲状纖維束，故又称为綿大戟。生用或醋煮、醋炒或与豆腐同煮后用。

性味与归經　苦、寒，有毒，入肺、脾、大腸經。

功效与应用　瀉水逐飲，治水腫腹大如鼓，常与牽牛、木香等配伍；治痰涎壅滯膈上，常与甘遂、白芥子等合用。

用量　5分—1錢。散剂每次服1—3分。

禁忌　同甘遂。

芫　花

瑞香科落叶灌木芫花的花蕾。干燥后花萼筒状，前端裂为四片，呈花冠状，底端較細，上部較闊，萼筒干燥后，屈曲不整，長約二、三分，外表灰綠色（盛开則淡紫色），密被灰白色茸毛，質綿軟。醋炒或醋煮后用。

性味与归經　辛、溫，有毒，入肺、脾、大腸經。

功效与应用　1. 瀉水逐飲：为水飲癖积胁下之常用葯，可与甘遂、大棗等配伍。

2. 杀虫：治虫心痛，以芫花为主，配伍雄黃为末服；疗白禿头瘡，可單用本品研細和猪脂調塗。

用量　5分—1錢。散剂减半。

禁忌　同甘遂。

商　　陆

商陆科多年生草本商陆之根。根肥大似蘿蔔，外表黃褐色，內部白色或黃白色，自中心有环状棱脊層層散出，直达皮部。棱脊部分纖維性，粗糙，質堅硬。

据前人經驗，商陆有赤白二种，白色者入葯，赤者有毒，不堪內服。李时珍謂黃色者亦有毒，不可食。生用或醋炒用。

性味与归經　苦、寒，有毒，入肺、脾、大腸、小腸經。

功效与应用　1．瀉水利尿：主要用于水腫大，小便不利之实証，內服外敷均宜。內服可酌情配伍糯团或鯉魚；外用以商陆根搗爛敷臍上，用帛縛定，小便利，水腫即漸消退。

2．消散腫毒：同食鹽搗敷腫毒，或單用以熨、灸喉痹。

用量　1—3錢。

禁忌　脾胃虛弱者及孕妇均忌用。

巴　　豆

大戟科常綠小乔木巴豆的成熟种子。种子卵圓形，長約三、四分，外表淡棕色或赤褐色，背面稍隆起，种臍在寬的一端，稍突起，坚硬而菲薄。种仁乳白色或黃白色，多油脂。生用或炒令紫黑用，或研碎以草紙包好，压去油，取霜用，名巴豆霜。

性味与归經　辛、热，有大毒，入胃、大腸二經。

功效与应用　1．峻瀉通閉：治中惡心痛腹脹、大便不通，可与杏仁等配伍，宜生用。

2．攻积破癥：治腹中积滯，或为痞塊，或作瀉痢者，可随証酌与蛤粉、黃栢、杏仁、蜂蜡配伍。

3．峻下逐水：治水蠱大腹，动搖水声，皮膚色黑，可与杏仁合用，若用于晚期血吸虫病的腹水，可与絳矾配伍。

用量　3分—8分。巴豆霜入丸、散剂用，一次量5厘—2分。若在湯剂中煮至二小时以上，瀉下作用即减弱，甚至消失。

禁忌　凡热結便閉及孕妇均忌用。

第三章　清热葯类

凡具有寒凉性質而主要用来清泄里热的葯物，都屬于清热葯类。

本类葯物可以就其主要功用大体上归納为：清热瀉火，清热凉血，清热解毒三类。分别适用于热病、瘟疫、黄疸、瘧痢、痈腫瘡毒，以及这些疾病所呈現的壯热、煩渴、神昏、痙攣、發斑、下痢膿血、吐血、衄血等証。有些葯物还可适用于虛痨潮热、陰虛發热及陰虛陽亢所致的吐、衄等出血証。

第一节　清热瀉火葯

清热瀉火葯多作用于气分，其性味也大多偏于苦寒，或兼有清热燥湿及清热解毒的功用。适用于热病發热、心煩、口渴、甚至神昏譫語、發狂等热盛火熾的証候，以及湿热內蘊或湿邪化热所致的下痢泄瀉、痔瘡、黄疸、关节腫痛、小便黄赤短澀、瘡痈、目赤焮腫、耳痛流濃等証。

石　膏

天然層积矿物。有硬、軟二种，入葯內服者系軟石膏，色白，質重，縱断面細紋短密如束針，有光澤。碎之，可看出透明的結晶。生用或火煅后用。

性味与归經　辛、甘、大寒，入胃、肺經。

功效与应用　1. 清热瀉火：①治热病壯热不退，煩渴，神昏，脉洪大等实热亢盛的病証，常与知母同用。②治肺热喘咳，常与麻黃、杏仁等同用。

2．清热化斑：用于溫热病發斑疹，壯热，煩渴者，每与知母、犀角、玄参等配伍。

3．清热收斂：外用于創伤、湯火伤、湿疹以及其他瘡瘍多膿之証，須煅用。

用量 3錢—2兩。

禁忌 体虛者当愼用。

知　母

百合科多年生草本植物，以根莖供葯用。一般根莖長約4—5寸，略扭曲，扁圓形，脊多皺紋，全体被有黃色絨毛，頂端具叶莖殘基，断面肉質色白。生用或鹽水炒用。

性味与归經 苦、寒，入肺、胃、腎經。

功效与应用 1．清热瀉火：治热病壯热，煩渴，脉洪实等証，每輔佐石膏以增强疗效。此外，对肺热咳嗽，亦可用以清金宁嗽，常常与貝母同用。

2．清虛热：常用于陰虛，相火亢盛而見劳热、骨蒸、盜汗等証，每与黃栢、熟地、龟板等葯同用。

3．清热潤燥：常用于消渴証，多与瓜蔞根、山葯、黃芪、鷄內金等配伍。

用量 1—4錢。

禁忌 脾虛便溏者不宜用。

梔　子

茜草科常綠灌木，以成熟果实供葯用。果实長橢圓形，中大头銳如橄欖核，有5—6条縱行的突起棱、中藏紅黃色的肉及多数种子。此外，尙有山梔子，原植物不同，可分山梔皮（果皮）和山梔仁（种子）两部分。生用或炒黑用。

性味与归經 苦、寒，入心、肝、胃經。

功效与应用　1．清热除煩：用于热病煩热懊憹，躁扰不宁之証，常与淡豆豉合用。

2．清热退黃：用于湿热郁結所致的發黃証，常与茵陈、黃柏同用。此外，借其清热作用，以治热盛或湿热所致之鼻衄、酒皶鼻、火瘡及肝热目赤等証。

用量　1—3錢。

禁忌　脾胃虛寒，食少作瀉者忌用。

黃　芩

唇形科草本植物，根供葯用。干燥根呈倒圓錐形，有扭曲縱皺紋。質松脆，中空而黑，外表棕黃的根为枯芩；內外坚实，黃而微綠者为条芩。生用或酒炒用。

性味与归經　苦、寒，入心、肺、胆經。

功效与应用　1．清热燥湿：用于热病壯热不退，心煩，肺热咳嗽，湿热下痢，热淋，痈腫諸症，單用或入复方。如治热痢后重，常与芍葯同用；治热淋，常与生地、木通同用；治諸热盛及瘡腫，常与黃連、梔子等同用。

2．清热止血：用于实热熾盛而迫血外溢所致的出血証，單用或与黃連、大黃等葯同用。

3．清热安胎：用于有热而胎不安者，常与白朮同用。

用量　1—4錢。

黃　連

毛茛科多年生草本植物，以根莖供葯用。干燥根莖多坚实，外表黃色、內面黃色或帶紅色，橫断面有菊花心紋。生用或用姜汁、吳萸等炒后用。

性味与归經　苦、寒，入心、肝、胃、大腸等經。

功效与应用　1．清热燥湿：常用于腸胃湿热、嘔吐、瀉痢、痔瘡等証。如用于热嘔，常与吳萸、橘皮、竹茹等同用；用于瀉痢后重，常与木香白芍等同用；用于湿热下注之痔瘡，常与槐角，地榆等同用。

2．清心除煩：用于心火亢盛或热病心煩，不眠，甚至神昏譫語等証，常与黄芩、梔子、黄柏、硃砂等同用。

3．瀉火解毒：用于火毒痈瘍，目赤腫痛，口舌生瘡等証，可單用或与連翹、牛蒡子等同用。又可取汁点眼，或与枯矾同用以治耳痛流膿之証。

用量 5分—3錢。

黄　　柏

芸香科落叶乔木，以树皮入葯。干燥树皮呈板片状、外皮棕色、常已剝离，切口处可見鮮明的黄色和纖維。切片生用或鹽炒用。

性味与归經 苦、寒，入胃、膀胱、大腸經。

功效与应用 1．清热燥湿：治中、下焦湿热蘊結所致的下痢、黄疸、帶下、足腫痛等实証。如治下痢，常与黄連同用；治发黄，常与蒼朮同用。

2．瀉火解毒：治热盛之痈腫瘡瘍，痔瘡等，用法与黄連大抵相同。

3．清虛热：用于陰虛火亢，相火妄动之發热、骨蒸、盜汗、遺精等症，常与知母、地黄、龟板等葯同用。

用量 1—4錢。

龙　胆　草

龙胆草科多年生草本植物，以根供葯用。根色棕黄，質柔軟，干燥时易折断，断面黄色或淡棕色。

性味与归經 苦、寒，入肝經。

功效与应用 1．清热燥湿：适用于肝經湿热郁火所致的目赤腫痛，胸胁刺痛，陰囊腫痛、耳聾耳腫等症，常与梔子、黄芩、生地、車前子、木通，柴胡等葯配伍。

2．清热定惊：适用于急惊抽搐痙攣証，每与牛黃、靑黛、鈎藤等配伍。

用量　1—3 錢。

苦　　参

豆科植物，以根入葯。干燥根呈灰黑色，粗壯而長，皮粗糙，味苦至惡。

性味与归經　苦、寒，入心、肝、小腸、大腸、胃經。

功效与应用　1．清热燥湿：用于湿热下利、黃疸、瘡疥；痔瘡、痲風等症。如治下痢，常与木香同用；治黃疸，常与牛胆、梔子、龙胆等同用；治痲風，常与大楓子、白花蛇等同用；治瘡疥癬疾單用或入复方用，均有效果。

2．清热利湿：用于湿热郁滯之小便不利，常与木通、車前子等淸热除湿利尿葯同用。

用量　1—4 錢。

夏 枯 草

唇形科多年生草本、全草入葯、亦有單用花穗者。莖高尺許，方形，不分支，叶对生，橢圓形，莖叶均具絨毛，初夏莖端开紫色唇形花，排列成粗短的穗状花序。

性味与归經　苦、辛、寒，入肝、胆經。

功效与应用　1．淸肝明目：治肝火目痛，單用或配伍其他淸肝明目葯同用。

2．散結解毒：常用于瘰癧等症，外塗內服均可，常与牡蠣、貝母、香附、玄参等配伍。

用量　2—8 錢。

竹叶、竹叶卷心

禾本科植物淡竹或苦竹的叶片。披針形，平行叶脉。枝梢初出的卷状嫩叶即为竹叶卷心，鲜者入葯最佳。

性味与归經　辛、淡、甘寒，入心、胃經。

功效与应用　清热除煩，常用于热病煩热，心热煩悶，小便不利，口舌生瘡等症，每与麦冬、石膏、生地、木通等葯同用。竹叶卷心功用略同，而清心的作用較强。

用量　1—6錢。

荷　　叶

睡蓮科植物的叶片。形大而圓，如楯形，背面中央有柄的殘基，色深綠。生用或煨焦用。

性味与归經　苦、平，入肝、胃經。

功效与应用　1．清热解暑：治暑溫發热、心煩、口渴等証，常与鲜銀花、西瓜翠衣、竹叶卷心等同用。

2．升清止瀉：治脾虛气陷而便瀉者，常配白朮、山葯等葯同用。

3．散瘀止血：治崩中下血，常与蒲黃、黃芩等同用。

用量　1—3錢。

蘆　　根　附：葦莖

禾本科多年生草本植物。其地下莖为蘆根，地上莖为葦莖。蘆根匍匐粗壯、节間中空、每节生一芽。葦莖直立，高 8—9 尺，节間互生广披針形叶、略似竹叶。以鲜者切片用为佳，晒干备用亦可。

性味与归經　甘、寒，入肺、胃經。

功效与应用　1．清热瀉火：①用于温热病初起，發热、咳嗽等証，常与銀花、連翹或桑叶、菊花等配伍。②用于胃热的嘔吐呃逆証，常与竹茹、茅根、生姜汁等同用。③热盛胃津伤而口渴者，常与荸薺汁、梨汁、藕汁等药同用。

2. 民間常用本品解河豚中毒。

附：葦　莖

本品長于治肺痈咳嗽、煩滿、微热等証。每与苡仁、瓜瓣、桃仁等同用。

决明子（草决明）

豆科一年生草本植物，药用其成熟种子。大如綠豆，外皮青綠或棕綠色，有光澤，干者呈菱形，状如馬蹄。

性味与归經　甘、苦、微寒，入肝、胆經。

功效与应用　清肝明目，为眼病常用药。治肝胆郁热而致的目赤澀痛，羞明多泪等証，常与石决明、菊花、刺蒺藜等同用。

用量　1—3 錢。

第二节　清热凉血药

清热凉血药主要作用于血分，多用于血热妄行的多种血証和血热發斑疹，溫邪入营的夜热早凉，舌絳神昏等証。

热邪入营入血、易于伤耗陰液，而清热凉血中如地黄、玄参等兼具有养陰滋液的作用，更能适合热邪伤陰的病情。

本类药物一般不宜用于热在气分之証及脾胃虛弱的患者。

犀　角

脊椎动物犀牛的角。生药分公角、母角二类，公角較粗壯，母角較瘦小。公角前部有長 3—4 寸的縱凹痕，称为天凹(天溝)，底盤对上部天凹处有突出部分，称为地凸(地崗)。角大者長至尺許，質坚硬，呈烏黑色。發亮。鋸成薄片、再鋸分小条如筷，名犀角条。若以沸水浸后，鎊成薄片，名犀角片。或用犀角尖磨末服。

性味与归經 苦、咸、寒，入心、肝、胃經。

功效与应用 1．清热瀉火，定惊宁神：①用于温热病热盛火熾，神昏譫語等証。常与羚羊角、黄連、牛黄、麝香等同用。②可用于溫瘧热盛及小兒惊風、壯热等証。

2．涼血解毒：①治內热亢盛迫血妄行而見吐血、衄血等証，常与生地、丹皮、芍葯等同用。②治溫热病热熾毒盛發斑疹等証，常与石膏、玄参等同用。

用量 5分—2錢。

牛黄

牛科动物牛的胆囊結石。为圓形、橢圓形或橄欖状，大者如鷄卵，小者如豆粒，剖面可見到重叠的薄層，質松，有淸香气，味苦帶甜，折断面往往有蜂窩状小白点，微溶于水，色黄能染指甲

性味与归經 苦、甘、涼，入心、肝經。

功效与应用 1．清心定惊：用于溫病逆傳心包，神昏譫語，壯热持續等实热証，及有惊癇、抽搐等症者，常与犀角、硃砂、麝香等葯配伍。

2．熄風开竅：用于热病神昏及中風神昏、口噤等証，每与郁金、硃砂、麝香等同用。

3．瀉火解毒：用于咽喉腫痛腐爛及各种痈毒瘡瘍，常与珍珠、乳香、沒葯等同用。

用量 內服2—8分。不宜入煎剂。

禁忌 脾胃虛弱者及孕妇愼用。

鮮生地 附：干地黄

玄參科植物、以根莖入葯。鮮的多呈紡錘或圓柱形，外表黄紅色，內面淡黄色，肉質多漿。

性味与归經　甘、苦、寒，入心、肝、腎經。

功效与应用　清热凉血生津，适用于溫热病热邪入营，舌絳口渴，或水亏火亢的吐、衄等血証。常与梨汁、蔗汁、玄参、麦冬、犀角，牡丹皮等同用。

用量　4錢—2兩。

禁忌　腹滿便溏，湿邪壅滯者忌用。

附：干地黄

將鮮生地洗潔焙干，至柔軟为度，即为干地黄。功用与鮮地黄相近，惟清热之力遜于鮮者，而养陰之力則过之，适用于陰虛發热及陰虛陽亢的出血等証。常与人参、茯苓、山葯、山茱萸等同用。

用量　3錢—1兩。

禁忌　同鮮地黄。

玄　参

为玄參科多年生草本植物，以根入葯。体質柔軟肥大，剖面烏黑油亮者为上品。

性味与归經　苦、咸、寒，入肺、胃、腎經。

功效与应用　1．清热养陰：用于溫热病热入营分，伤陰刼液而口渴煩热，夜寐不安等証，常与連翹、銀花、生地、麦冬等葯同用。

2．瀉火解毒：用于咽喉腫痛，常与牛蒡子同用；治瘰癧，常与貝母、牡蠣同用；治溫病發斑等症，多与牛蒡子、犀角等同用。此外，目赤、耳腫、腸痈証亦可应用。

用量　2錢—1兩。

禁忌　脾虛便溏及有湿者忌用。

牡　丹　皮

毛茛科多年生落叶小灌木、以干燥的根皮入葯。多呈圓管状或半管状。

外观香灰色，肉厚，切口粉白色为上，外表黑色而皮燥肉薄者为次，均具辛香的特異气味。

性味与归經　辛、苦、微寒，入心、肝經。

功效与应用　1．清热涼血：用于热邪入于血分，夜热早涼，吐衄發疹，舌絳赤，及陰虛發热等証，常与青蒿、鱉甲、犀角、生地等同用。

2．活血行瘀：用于血滯經閉，創伤跌損，惡血积聚作痛等症，与芍葯、川芎、牛膝、干漆、蝱虫等同用。

用量　2—4錢。

禁忌　热在气分，脾胃虛弱，月經过多者均不宜用。

赤芍葯

毛茛科多年生草本植物、葯用其根。外表蒼老，內赤色，多粉，有略似牡丹皮的辛香气。

性味与归經　苦、微寒，入肝經。

功效与应用　涼血活血：①用于血滯經閉或血滯疼痛等証候，常与当归、川芎、牛膝等同用。②用于血热痈腫疼痛，皮膚瘡癤及血热衄血等証，常与白芷、天花粉等葯同用。

用量　1—4錢。

地骨皮

茄科植物枸杞的根皮。外表多呈半管状塊片、長約寸余、粗3—4分，表面土黃色、粗糙不平，內面有微細的縱綫。

性味与归經　甘、淡、寒，入肝、肺經。

功效与应用　清热：①治肺热咳嗽喘急等証，每与桑白皮等同用。②治陰虛發热煩渴及虛劳骨蒸潮热等証，常与銀柴胡、知母、人参等同用。

用量　2—4錢。

銀 柴 胡

石竹科多年生草本植物，根入葯用。呈長圓柱形，外皮薄，表面棕黄色，有扭曲皺紋，根头有根莖殘基，断面黄白色，呈菊花心状。

性味与归經 甘、微寒，入肝經。

功效与应用 清热：①用于骨蒸劳热，常与胡黄連、地骨皮、鱉甲、知母等葯同用。②用于小兒疳热、煩躁、羸瘦等証，常与梔子、黄芩、人参等同用。

用量 1—3 錢。

青 蒿

菊科草本，全草入葯，長約 2—3 尺，莖圓柱形，上部有多数分支，莖基部的叶似艾叶較小，枝頂生圓球形灰綠色小花。生用或醋炒用。

性味与归經 苦、寒，入肝、胆經。

功效与应用 1. 清热：①治溫病热入陰分，夜热早凉，或瘧疾往来寒热等証，常与知母、牡丹皮等同用。②治虛劳骨蒸、常与秦艽、銀柴胡、鱉甲等同用。

2. 清宣暑热：治暑病發热無汗、常与連翹、滑石、通草等葯同用。

用量 1—3 錢。

禁忌 骨蒸汗多者不宜。

茜 草 根

为茜草科多年生草本，以根供葯用。干燥的根呈細長的圓柱形，頂端較粗，外表紫褐色，并具多数小孔。

性味与归經 苦、寒，入肝經。

功效与应用 1. 止血涼血：适用于热邪迫血妄行的吐衄崩漏等証，常与烏賊骨、地榆、黄芩、生地等葯配伍；虛証則多与白朮、黄芪等同用。

2．活血祛瘀：可以治疗血滞經閉等症，常与丹参、紅花等药配伍。

用量 1—3 錢。

地 榆

为薔薇科多年生草本，以根莖和根入药。干燥根圓柱形或紡錘形，外表深褐色或紫棕色，有不規則的縱皺和横裂，質坚硬，断面粉紅或淡黄色，纖維粗，有白色小点形成的一环状。生用或炒成炭用。

性味与归經 酸、苦、微寒，入肝、大腸經。

功效与应用 1．涼血止血：适用于热証的便血、血痢、痔瘡等証，可与烏梅，阿膠、甘草等配伍。

2．收斂瀉火：治痈腫瘡瘍及湯火伤等，可單用本品研末塗敷，或煎汁頻洗。

用量 2—5 錢。

槐实（槐角） 附：槐花

为豆科植物槐树的果实（花蕾亦可入药，名槐花）。干燥品長約 1—3 寸，略弯曲，作連珠状，果莢黄褐色，肉質光滑無毛，有凹陷及皺縮，莢內有扁平种子 1—6 粒，棕褐色，質坚实而光滑。

性味与归經 苦、寒，入肝、大腸經。

功效与应用 1．涼血止血：用于痔瘡、腸風下血等証，常与地榆、黄芩等药配伍。

2．清热明目：疗肝热目疾，与黄連等配伍，兼肝虛者尙須兼用养肝药。

用量 2—5 錢。

禁忌 孕妇忌用。

附：槐　花

性味与归經　苦、平，入肝、大腸經。

功效与应用　功同槐实而止血作用更强，可用于大便下血、血崩、溺血、吐血、衄血等証，常与地榆、梔子、黃芩等葯同用。

用量与禁忌同槐实。

側　柏　叶

为松科側柏屬常綠乔木，叶入葯用。干燥叶成細小鱗片状，生長在扁平的細枝上，排列紧密，成綫形，綠褐色，質脆易碎，有濃烈的特殊香气。生用或炒成炭用。

性味与归經　苦、澀、微寒，入肺、肝、大腸經。

功效与应用　清热涼血，收斂止血，适用于热証的吐血、衄血、尿血等証，常与蒲黃、槐花、生地等同用。

用量　1—6錢。

茅　　根

为禾本科多年生草本植物，根供葯用。根長1—2尺，有明显的节，每节生有鱗叶，鮮用較好。

性味与归經　甘、寒，入肺、胃經。

功效与应用　1．涼血止血：用于吐血、衄血、尿血之屬于热証者，常与側柏叶、大、小薊等同用。

2．清热利尿：对热淋，或因热而小便短少，腹脹身腫者，常与冬瓜皮、茯苓等配伍。

用量　3—6錢，鮮用1—2兩。

大　　薊　附：小薊

为菊科多年生宿根草本，多以根皮莖叶入葯。干燥的莖叶黑褐色，基干有細縱綫，密披白色柔毛，叶边緣有長短不等之針刺状，質脆易碎。以身干、叶綠、質嫩者为佳。干燥的根呈錐形或圓柱形，表面黑褐色，有皺紋。習慣上多用鮮者。

性味与归經 甘、苦、涼，入肝經。

功效与应用 涼血止血. 适用于血热的出血証，如吐血、衄血等，可与生地或小薊等配合应用。此外，本品又可治疗瘡毒痈腫，內服外用均可。

用量 1—6錢，鮮者应增加剂量。

附：小 薊

性味与归經 甘、凉，入肝經。

功效与应用 涼血止血与大薊同功，适用于血热吐血、溺血，常与大薊、生地配伍。

用量 1—6錢，鮮者可用1—2兩。

第三节 清热解毒药

毒的含义甚广，此处的"毒"是指热毒或火毒而言，清热药中，以清热邪(或火邪)解热毒(或火毒)为主要作用的葯物，叫做清热解毒葯。

清热解毒葯适用于丹毒、斑疹、瘡痈、喉痹及痢疾等証。

金 銀 花

忍冬科蔓本植物，花及藤均入葯。藤名忍冬藤，密生柔毛，叶对生，卵形或橢圓形，全緣、具短柄。花为筒状花，花冠上部五裂，成唇形，白色或黄白相雜。

性味与归經 甘、寒，入肺、胃、心經。

功效与应用 清热解毒：①治热毒瘡痈，常与菊花、蒲公英、連翹、甘草等同用。②治湿热痢疾、常与黄連、白芍、馬齿莧等同用。③治外感風热或溫病初期，常与連翹、薄荷等葯同用。

用量 花1—3錢，莖蔓5錢—2兩。

連　　翹　附：連翹心

木樨科落叶灌木，葯用果实，籽实亦供葯用。干燥蒴果有青連翹与黃連翹两种。一般多裂为二房，中含有芳香味的种子，名連翹心。

性味与归經　苦、微寒，入心、胆經。

功效与应用　淸热、解毒、散結：①治湿热病身热或發斑疹，常与銀花、菊花、薄荷等葯配伍。②用于瘰癧、热瘡癰腫等証，常与銀花、黃芩、花粉、玄参、赤芍等葯配伍。

用量　1—6 錢。

附：連　翹　心

本品即連翹的籽实，芳香而凉，長于淸心热，治邪陷心包的神昏譫語諸証。常与犀角、玄参、竹叶卷心等同用。

大　　靑

为十字花科草本植物馬蘭的叶。卵圓形，边有鋸齿，干燥后皺縮呈黑綠色。

性味与归經　苦、寒、入心、胃經。

功效与应用　瀉火解毒、淸热消斑，用于喉痹、口瘡、丹毒及热毒發斑，壯热神煩等証。單用或与犀角、梔子、石膏等葯同用。

用量　2—6 錢。

紫 花 地 丁

为菫菜科多年生草本植物，全草入葯。干燥品根呈須状，外表灰黃色，有細皺紋。叶卷曲，綠褐色。

性味与归經　苦、寒，入心經。

功效与应用　淸热解毒，用于癰腫疔毒及肺癰、腸癰等証，常与連翹、銀花、菊花等葯同用，亦可搗敷腫毒。

用量　1—3 錢，單用可至一兩許。

青　　黛

本品为爵牀科植物大青及小青之加工制品。呈粉末状，質輕色紫藍或青藍。有青灰色而質重者为下等品，只堪外用。

性味与归經　咸、寒，入肝經。

功效与应用　清热解毒、凉血消斑，常用于热毒發斑，或外塗瘡疹黃水多者。內服多調入湯剂中服，外用常与黃柏、蛤粉、煅石膏、輕粉等同用。

用量　散剂內服5分—2錢。

蒲　公　英

菊科植物，以根及全草入藥。根出叶，叢生，叶片倒披針形，边緣有大小不規則的鋸齿或淺裂；春日叶叢間抽花莖、莖端生头状花序，舌状花冠，色深黃。全草含有乳白的液汁。

性味与归經　苦、甘、寒，入肝、胃經。

功效与应用　清热解毒：①治乳痈瘡毒、紅腫疼痛等証，常与忍冬藤等同用，或同时搗敷。②治肝胃实热眼疾，腫痛或翳肉遮睛、赤脉絡目等証，宜重用本品煎服。

用量　2—5錢。

白　头　翁

毛茛科白头翁屬多年生草本，根供药用。干燥根呈圓柱形，細瘦曲長，外表粗，呈土灰色，質硬而脆、断面黃白色。

白头翁各地習用品类有異，有以翻白草、委陵菜等充白头翁用者，应加以区别。生用或炒用。

性味与归經　苦、寒，入大腸經。

功效与应用　清热解毒，治湿热痢疾或毒痢，每与黃連、秦皮等同用。現代研究証实其治疗阿米巴痢疾有良好效果。

用量　1—4錢。

土茯苓

百合科攀緣性灌木，根莖供葯用。干燥根莖略呈扁圓柱形，微曲，外表赤褐色，微有光，具明显的节，質坚而輕、横断面类白色或粉紅色。

性味与归經　甘、淡、平，入肝經。

功效与应用　清热利湿解毒，为治梅毒之要葯，多用于晚期梅毒，兼有肢体关节疼痛者，以土茯苓重用或加皂荚、牽牛少許煎服，或配伍忍冬藤、白蘚皮、威灵仙等煎服。

用量　1—4 兩。

禁忌　服葯期中忌飲茶。

馬　勃

屬黑穗菌科一种菌类，以菌体供葯用。类球形，大小不一，大者如斗，小者如拳。黃褐色或紫色，虛軟，彈之粉出。剝去外層硬皮、磨成粉末用。

性味与归經　辛、平，入肺經。

功效与应用　清热解毒，治热邪火毒郁滯所致的咽喉腫痛，單用或入清热解毒的复方中用。外用撒布金瘡，有止血之功。

用量　1—錢。

射　干

为鳶尾科植物，以根莖供葯用。干燥品外表淡褐色，有細密的环节，并有粗的縱皺，質坚硬，折断面有纖維状，蒼黃色，有微弱的特殊芳香。

性味与归經　苦、寒，入肺經。

功效与应用　清热解毒，降气消痰，用于肺热多痰，咳逆上气，或痰热壅盛之咽喉腫痛等証，用于前者常与黃芩、桔梗、甘草等同用，用于后者常与紫菀、細辛、半夏等葯同用。

用量　1—3錢。

禁忌　中虛便溏者禁用。

第四章　化湿醒脾葯类

凡芳香性葯物具有辟濁化湿为主要功效的屬于化湿醒脾葯。

化湿醒脾葯适用于湿濁內阻、脾为湿困，运化失職所致的胸腹痞滿，嘔噁泛酸，大便溏薄，食少体倦，口甘多涎，舌苔白滑等症。

化湿醒脾葯不但能助脾健运，因其辛开辟穢，調中化湿，故亦能除四时不正之气、用治暑湿、湿溫以及霍乱痧脹等証。

芳香化湿葯不宜用于陰虛陽亢、津枯液乏的証候。

藿　　香

唇形科一年生或多年生草本藿香的全草。在应用上有广藿香、土藿香二种，其形态略有区别。广藿香的莖横断面呈圓角四方形，外表淡褐色，被毛，折断面黃綠色，壁厚，中心有白髓部；节上对生枝叶，叶卵形，多皺縮、具長柄，边緣有粗鋸齿，两面皆有細茸毛；穗状花序，頂生或腋生。品質最佳。

土藿香的莖方形，四角有稜，外表显綠黃色或綠褐色，莖質硬挺，断面类白色，中央髓部成空洞；叶片三角形，卵形，無茸毛，总状花序多頂生。

性味与归經　辛、微溫，入脾、胃經。

功效与应用　1. 芳香化湿：治脾胃不和，痰湿积滯之証，常与蒼朮、厚朴、陈皮等併用；若脾虛不运，水湿停滯者，即同白朮、茯苓等合用。此外，治湿溫、中惡、痧脹等証，藿香亦較为常用。

2. 和中止嘔：用于停飲嘔逆及妊娠惡阻，可与半夏、生姜、砂仁等葯配伍。

用量　1.5—3錢。

禁忌　陰虛津枯者忌用。

佩　　蘭

菊科多年生草本佩蘭的全草。莖圓，被短毛，并有紫色小点；叶广披針形，

边緣有細鋸齿，通常不分裂；秋日莖端分枝，呈繖房状头状花序，由少数筒状花組成，

性味与归經 辛、平，入脾經。

功效与应用 芳香辟穢，运轉脾气，常用于脾癉口苦，及湿溫濁邪郁于中焦，脘悶不食，或胸痞舌白等証，常与藿香，豆蔻、石菖蒲等同用。

用量 2—3錢。

蒼 朮

菊科植物蒼朮的根莖。干燥根莖呈連珠状圓柱形，屈曲不整，長約2—3寸，粗約4—5分，外表土褐色，皺縮不平，上端常有莖痕或莖殘基，須根硬而脆，横断面灰白色，散布多数橙黄色斑点，切断后少頃，斑点附近浸染黄色。水浸切片或用米泔水潤透、炒至微黄用。

性味与归經 苦、辛、溫，入脾、胃經。

功效与应用 1．燥湿运脾：用于湿濁阻滯中焦而見食慾不振、消化不良，嘔噁滿悶及泄瀉等症，常与厚朴、陈皮等葯配伍。

2．除湿止痛：治風湿为患，肢体关节疼痛，常与羌活、独活、苡仁等合用；若用于湿溫，一身重痛之症，可与石膏、知母等配伍。

3．补养明目：治靑盲雀目，可与猪肝、黑芝麻、石决明等同用。

用量 1—3錢。

禁忌 陰虛有热及多汗者忌用。

白 豆 蔻 附：豆蔻壳

姜科多年生草本白豆蔻的果实。为圓形或卵形的稜果，頂端微有凹裂，基部有果柄痕。果实熟时呈黄綠色，干燥后，果壳变淡黄白色，壳面露鈍三稜的縱裂紋，壳內分三室，每室含种子9—12粒，种子多角形，灰白色，表面粗，种仁白色。

性味与归經 辛、溫，入脾、肺、胃經。

功效与应用 1．芳香化湿：治湿溫病見胸悶不飢，舌苔濁膩

者。热盛者，可配伍黄芩、連翹、竹叶等；湿盛者，可配伍滑石、厚朴、茯苓、苡仁、半夏之屬。

2．下气止嘔：治輕微的惡心欲嘔，單用此葯即效；若脾胃虛寒，嘔吐反胃者，可与砂仁、丁香、半夏、生姜等同用。

用量 1—2 錢。散剂 5 分—1 錢。

附：豆蔻壳

白豆蔻壳的功用与白豆蔻相同而力較弱，但兼能退翳，可治白睛翳膜証。

縮砂仁

姜科多年生常綠草本縮砂密果实內的种子。果实为卵圓形的蒴果，外皮暗棕色，帶柔刺，內分三室，每室有12—16粒多角形呈暗褐色的种子。

性味与归經 辛、溫、澀，入脾、胃經。

功效与应用 1．行气調中、和胃醒脾：用于脾胃气滯或气虛所發生的食少、痞悶、嘔吐、泄瀉等証，常与木香、枳实、陈皮等葯配伍；若偏于气虛者、可酌加人参、白朮之屬。

2．溫脾止瀉：治冷滑下利不禁，可与干姜等配伍；若元陽衰微，脉微成厥者，可更增附子以溫中回陽。

3．安胎：治胎动不安，常与白朮、桑寄生、續断等葯合用。

用量 1—2 錢。丸、散剂可酌减。

第五章　利水滲湿葯类

以通利水道，滲除水湿为主要功效的葯物，屬于利水滲湿葯。

这类葯物多屬味淡之品，适用于水湿停蓄体內或水湿与热相併，或水湿与寒相結所产生的多种証候，如小便不利，淋濁，关节疼痛，發黃，湿溫，瘡疹，痰飲，水腫等。临証时宜分别选用，并作适当的配伍。

本类药物忌用于陰亏津乏的小便不利、滑精、遺精。無湿热者亦不宜用。

茯　　苓　附：茯神、苓皮、赤茯苓

眞菌綱担子菌亞綱多孔菌科植物茯苓菌的干燥菌核。多依凭松树枯根而生長，其傍松根而生者为茯苓，抱松根而生者为茯神。挖出土时，形状大小不定，自数两至数十斤不等，外皮薄，黑褐色，有皺縮紋，內部白色或淡紅色，粉質堅密。处方上称白色者为白茯苓，淡紅色者为赤茯苓，外皮为茯苓皮，硃砂拌过的为硃茯神或硃茯苓。

性味与归經　甘、平，入心、肺、脾、腎經。

功效与应用　1．利水滲湿：用于水湿停滯、小便不利等証。偏寒者多用白茯苓，偏于湿热者多用赤茯苓，若水湿外泛而为水腫尿澀者多用茯苓皮。

2．健脾补中：治脾虛不能运化水湿，因而食少脘悶，或痰飲停滯的証候，与参、朮、陈皮、半夏等同用。

3．宁心安神：習慣上認为茯神功效較好，但茯苓也有这种作用，常以硃砂拌，入复方中应用。

用量　2—6錢。

猪　　苓

多孔菌科植物猪苓菌的干燥菌核。为寄生于楓树根間的不定形塊状菌塊。外皮薄，黑褐色，有皺紋，內部白色，質密实而綿韌。

性味与归經　甘、平，入腎、膀胱經。

功效与应用　利尿除湿：治淋病及水腫小便不利者，常与茯苓、澤瀉、滑石等同用。

用量　2—5錢。

泽　　瀉

澤瀉科植物，以根莖供葯用。根莖呈类球形或長圓球形，外表棕黃，內面黃白色，質坚实，帶粉性。生用，或麸炒、鹽炒用。

性味与归經　甘、寒，入脾、腎、膀胱經。

功效与应用　利尿除湿，治水腫小便不利及痰飲証，常与白朮、茯苓、猪苓等同用。

用量　1—4錢。

禁忌　腎虛精滑者忌用。

車　前　子

車前科草本車前草的成熟种子。平橢圓形、表面棕褐色或黑紫色。生用或炒微焦用。

性味与归經　甘、寒，入肝、小腸經。

功效与应用　1. 利尿通淋：治热淋症及水瀉初起小便不利者，常与木通、滑石或白朮、茯苓等同用。

2. 清热明目：用于目疾，虛实証皆可应用。虛者多与地黃，菟絲子等葯同用；实証多与决明子、菊花、龙胆草、白蒺藜等葯同用。

用量　1—4錢。

禁忌　腎虛精滑者忌用。

茵　陈　蒿

菊科草本植物，以幼嫩莖叶干燥后供葯用。干燥品多卷曲成团，外表灰綠色或灰白色，密被灰白色細茸毛，質輕松，微有芳香。

性味与归經　苦、微寒，入胃、肝、胆經。

功效与应用　除湿退黃，主要用于湿热發黃症，單用或与梔子、木通、猪苓、澤瀉等同用。陰黃症亦可与附子、干姜等同用。

用量　1—6錢。單用可至一兩許。

滑　　石

为呈鳞片状或斜方柱状的矿石。質柔軟，性滑膩，純品白色，不純品有黃色、灰色或綠色、紅色不等，表面有珠状光澤。研細水飞用。

性味与归經　甘、寒，入胃、膀胱經。

功效与应用　1．清热利湿：适用于小便淋漓热痛，中暑及湿溫之身热，小便不利等証，常与黃芩、通草、甘草等藥同用。

2．清热收湿、多用于湿瘡、湿疹等皮膚病及足汗等，常与黃柏、枯矾、煅石膏等同用。

用量　2—6 錢。

禁忌　滑精、热病津乏者均忌用。

苡　　仁

为禾本科草本植物，以淨种仁入藥。种仁呈卵圓形或橢圓形，長約 1.5 分，寬約 1 分，外表类白色，一面圓凸，另一面有寬凹溝，質堅脆，断面粉性。生用或炒用。

性味与归經　甘、淡、微寒，入胃、脾、肺經。

功效与应用　1．除湿止痛：緩和拘攣：治湿滯皮肉筋脉所致的疼痛拘攣等証、常与独活、木瓜、蒼朮等同用。

2．清热排膿：用于肺痈、肺萎，腸痈等証。單用或与瓜瓣、桃仁、葦莖、丹皮等同用。

3．补益脾胃：炒热用于脾虛有湿的泄瀉証，常与白朮、茯苓、山藥等同用。

用量　2 錢—1 兩。

禁忌　滑精及小便多者愼用。

防　　己

市用品有汉防己与木防己二种，前者为防己科藤本植物之根。后者系馬兜鈴科植物之根。汉防己呈圓柱状，帶紐曲，外表棕灰，有皺紋，內面类白色，花紋帶粉状。木防己切面淡黃白色，帶粉性，有筋，質輕如木。切片生用或酒炒用。

性味与归經　大苦、辛、寒，入膀胱、肺經。

功效与应用　1．利水退腫：用于水腫，虛証常与黃芪、白朮等同用；若水湿停蓄实証，則与椒目，葶藶子等葯同用。

2．除風湿，止疼痛：治風湿身痛等症。用于寒湿痛，常与人参，白朮、烏头、桂心等葯同用；治湿聚热蒸之疼痛，常与滑石、苡、仁蚕沙、赤小豆皮等配伍。

用量　1.5—3錢。

木　通

木通科植物，以干燥根莖供葯用。莖呈圓柱形，直徑3—8分，外表灰棕色或灰黃色，有縱溝紋。切开可見导管众多，呈針孔状，射綫自髓部向皮部輻射。

性味与归經　苦、寒，入心、肺、小腸、膀胱經。

功效与应用　清热利水，用于小便滞澀淋痛等証，常与竹叶、黃芩、生地、猪苓、澤瀉等配伍。

用量　1—4錢。

通　脫　木（通草）

五加科植物，以干燥莖髓供葯用。通脫木呈圓柱形，長短不等，一般長約1—2尺，直徑0.3—1寸，表面潔白，略显光澤，有淺縱溝紋，体輕，有彈性，易折斷。断面整齐，中部有直徑1.5—5分的空心或白色半透明的薄膜，外圍銀白色。

性味与归經　甘、淡、寒，入肺、胃經。

功效与应用　1．清利湿热：治湿溫病小便不利，每与滑石等同用。

2．通乳汁：用于乳汁不通，如屬气血不足者，常与猪蹄、川芎、川山甲等同用。

用量 1—2錢。

瞿 麦

石竹科多年生草本，全草入葯。莖叢生，对生叶綫形，基部有短鞘抱节上，花瓣粉紅色，蒴果，長筒形，內含有黑色扁平的种子。

性味与归經 苦、寒，入心、小腸經。

功效与应用 清热凉血，利水通淋，治热淋、血淋等症，常与滑石、車前子、冬葵子、萹蓄等同用。

用量 1—4錢。

禁忌 孕妇忌用。

萹 蓄

蓼科一年生草本，全草供葯用。干燥全草綠色，基多分枝，有長橢圓形的互生叶，全緣，叶鞘披針形，叶腋有簇生的小花，間有三角状卵形的黑色果实。

性味与归經 苦、平，入膀胱經。

功效与应用 清热利水，治热淋澀痛及血淋等証，常与瞿麦、滑石、木通、車前子等葯同用。

用量 1—4錢。

海 金 沙

海金沙科攀援草本，以成熟孢子供葯用，亦有用全草者。孢子黃褐色，細如沙土，遇火即燃，有小爆破声，輕撒于水上，能浮于水面，振搖之則下沉。莖蔓細長曲執、着生羽状复叶、小叶边緣有不規則的鋸齿分裂、叶背面的小叶及裂片頂端布有穗状排列的孢子囊。

性味与归經 甘、寒，入小腸、膀胱經。

功效与应用 清热利水，适用于湿热郁滯的淋証，單用或入复方。如热淋澀痛而有膿血者，常与琥珀、蒲黃等配伍。

用量 1—3錢。

赤 小 豆

豆科草本植物,以种子入葯。种子呈長圓形,約 2—2.5 分，直徑約 1—1.5 分,靠近一側有白色突起之小点,質堅实，不易破碎，压碎后可見两瓣黃白色的子仁。

市場習以相思子作赤小豆,当鑑別。

性味与归經 甘、酸、平,入心、小腸經。

功效与应用 1.利水退腫：治疗水腫，可單用煮汁淵浸足膝或內服,入复方常与商陆、桑白皮等葯同用。

2. 解毒排膿：可为末外塗瘡毒、內服治痈腫瘡毒，常与当归等配伍。

用量 3錢—1兩。

金 錢 草

市售品有五种，它們为五个不同科的植物。这里介紹的是四川大金錢草(櫻草科)，以全草入葯。干燥品莖叶無毛茸，莖及叶的主脉綠色或紫紅色对生,叶心形,全緣,主脉一条,側脉不显，叶面綠色深于背面，叶腋間有單生五瓣黃花。

性味与归經 气香、微咸、性平,入肝、胆、腎、膀胱經。

功效与应用 1.利水通淋：用于石淋有效。近代文献报告，治疗腎及膀胱結石和肝胆結石有效。

2. 清热消腫：外用搗敷惡瘡腫毒。

用量 鮮者 5—10 兩,干者 1—2 兩。

第六章 祛風湿葯类

主要用于祛除風湿邪气,以緩解和消除痹痛的葯物,屬于祛風湿药类。

这类药物具有驅風除湿，散寒止痛，活絡通痹的功效，有的还具有补肝腎，壯筋骨的效果。适用于風寒湿痹，肢体疼痛，痲木不仁，筋脉拘急等証。

独　　活

五加科植物九眼独活及繖形科植物牛尾独活的干燥根莖。根莖呈扭曲不整的圓柱形体，上有大的圓形凹穴，穴內有莖的殘基，穴外有多数根的断痕，表面有皺紋，色灰棕，質輕松，略有香气。折断面中心淡黄色，致密，外圍灰白色，疏松。

性味与归經　辛、苦、微溫，入腎、膀胱經。

功效与应用　1．祛風除湿：治头風疼痛，腰膝及肢体关节痠重疼痛等証，常与防風、秦艽、桑寄生、杜仲、当归等配伍。

2．散寒解表：用于感冒風寒湿邪，身体疼痛等証，常与羌活同用。此外，煮酒热漱，可治風牙腫痛；若屬陰虛有热者，同地黄煎服。

用量　1—3 錢。

五　加　皮

五加科落叶小灌木，以干燥根皮入药，根皮外表灰棕色，內面灰白色，有香气，片大肉厚，質脆，折断面平坦。生用或炒用。

性味与归經　辛、溫，入肝、腎經。

功效与应用　祛風湿，健筋骨，治肝腎不足、筋骨痿軟，風湿疼痛及拘攣等証，單用釀酒，浸酒常服，或与木瓜、牛膝、松节等同用。

用量　2—4 錢。

木　　瓜

薔薇科落叶灌木，药用其成熟果实。干燥果实为橢圓形，長約 2—3 寸，外表紫紅或深褐色，多皺紋，質堅实，頂端凹陷，底部下陷有果柄痕．剖开者边緣可內卷曲。果肉紅棕色，瓜瓤棕紅或棕黄色，隔瓤与肉相連，瓤內子仁形似橘子核稍大而扁。生用或炒用。

性味与归經 酸、溫，入肝、脾經。

功效与应用 除湿舒筋，止吐瀉，治霍乱轉筋，吐瀉胸悶及脚气証。單用酒煮或煎湯頻服，入复方常与吳萸、茴香、紫苏、檳榔等葯同用。

用量 1.5—3錢。

威灵仙

毛茛科鉄綫蓮屬多年蔓生藤本，葯用其根。根多細長屈曲，外表黑褐色，質硬易断，横断面黄白色，中心木部較大，外皮易脫落而殘留木部中柱。生用或酒炒用。

性味与归經 辛、咸、溫，入膀胱經。

功效与应用 祛風湿，止疼痛，用于風湿肢体疼痛及脚气疼痛等証。單用酒浸服，或入复方与独活、秦艽、桂心等葯同用。

用量 1—4錢。

禁忌 血虛、血燥者忌用。

秦艽

龙胆科多年生草本，葯用其根莖。干燥根莖形如当归，黄褐色或淡黄色，表面有不齐的皺縮及縱溝，轉捩交錯，支根互相糾纏，气香有油質。

性味与归經 苦、辛、平，入肝、胆經。

功效与应用 1．祛風湿：多用于風湿性的肢体疼痛証，常与独活、桑寄生等配伍。

2．治虛热：用于骨蒸潮热，劳热等証，常与銀柴胡、地骨皮、鱉甲等同用。

用量 1—4錢。

禁忌 中虛便溏者忌用。

續　　断

山蘿蔔科草本，以根入葯。干燥根呈圓柱形，微弯曲，先端略膨大，長約3—4寸，粗約 2—3 分，外表土褐色或灰褐色，有屈曲縱紋及淺溝紋，質硬脆，易折断，断面不平坦，微似角質，近边緣外層呈褐色，中心淡褐色，有少数散在性的黃色斑点。生用、酒炒或鹽炒用。

性味与归經　苦、微溫，入肝、腎經。

功效与应用　1．补肝腎，强筋骨：多用于因肝腎不足而致之步履艰难及風湿肢体疼痛之証，常与苡仁、牛膝、生地、萆薢等同用。此外，治跌仆損伤的方剂中亦常用到本品，以增强止痛的效果。

2．止崩漏，安胎：用于崩漏或妊娠下血，常与地榆、阿膠、艾叶、地黃等同用。

用量　1—5 錢。

蚕　　砂

蚕之干燥粪便，呈短圓柱形顆粒，長約一分許，粗約 0.5—1 分，色綠褐，四周有六条縱向深溝，頂面观之呈六棱形，两端較平坦，微有臭气。

性味与归經　甘、辛、溫，入肝、脾經。

功效与应用　祛風湿，緩拘攣，用于風湿痹痛，湿溫身痛，霍乱轉筋腹痛等証。單用或与木瓜、大豆黃卷、苡仁、吳萸等同用。对風湿痹痛，并可炒热以袋盛，外熨患部。

用量　3—5 錢。

蒼　耳　实　附：莖叶

菊科草本，以果实供葯用，莖叶亦可入葯。果实呈棗核形，全体被有疏密不匀之硬刺，先端有鸚鵡嘴样的二短尖，他端有果柄之痕跡，外表黃褐，橫剖面見二室，各藏种子一粒。

性味与归經　甘、苦、溫，入肺經。

功效与应用　祛風除湿：①用于鼻淵証，常与，辛夷、白芷、薄荷等同用。②治風湿攣痹等証，常配伍淫羊藿、威灵仙、川芎、桂心等。

用量　1—3 錢。

附：莖　　叶

莖叶苦、辛、微溫，应用略同子实，对痲風症有良好效果，須重用，一般可用 2—4 兩。

桑　寄　生

桑寄生科的寄生植物，全草入药。一般莖長 2—3 尺，叶成卵圓形或橢圓形，全緣，質厚而柔軟，表面色綠有光澤，背面淡紫色，有茸毛，筒形花冠先端四裂，色淡綠，有时附有广橢圓形的黄色果实，密生細毛。生用或酒炒用。

性味与归經　苦、平，入肝、腎經。

功效与应用　1．补肝腎，强筋骨，除風湿：用于風湿关节疼痛，特別是腰膝疼痛，以及偏枯、脚气等証屬于肝腎虛者，每与独活、秦艽、杜仲、牛膝、人参、桂心等同用。

2．安胎：用于胎漏及防早产，常与續断、白朮、人参、阿膠等同用。

用量　3—6 錢。

虎　　骨

猫科动物虎的骨骼。入药以头骨、四肢为优，而尤以前脛骨为最常用，其余骨骼或入酒剂或熬膠用。

脛骨圓而短，質地致密堅重，色黄光潤，折断內壁有絲瓜絡状黄白色的髓質，并有特異的芳香。若骨色黄白，油少，質枯为次品。鋸成短段，香油炙酥或炒炙呈黄色，或酒浸用。

性味与归經　辛、溫，入肝、腎經。

功效与应用　健筋骨，祛風，定痛，治風盛而致之关节走注疼痛及肝腎不足，筋骨痿軟等証。單用浸酒服或与牛膝、木瓜、龟板等葯物同用。

用量　1—3錢。

第七章　溫里祛寒葯类

凡能溫中散寒及溫中回陽的葯物叫做溫里祛寒葯。

本类葯物大多具有較强烈的溫热性，适用于里寒証。里寒大致包括兩个方面：一为寒邪內浸，陽气受困，而見呕吐瀉利、胸腹冷痛，食慾不佳等臟寒証，治宜溫中散寒葯；一为寒邪內侵或病久，元陽衰微，而見汗出惡寒，口鼻气冷，下利淸谷，厥逆脉微等亡陽証，必須用溫中回陽葯。

本类葯物忌用于热証及陰虛証。

附　子　附：烏头

毛茛科多年生草本植物烏头塊根上所附生的子根。烏头質坚硬，表皮有皺紋。附子肥大，外皮灰黑，少皺紋，內部充实，白色。加工品有鹽附子，黑順片，白附片三种規格，鹽附子呈圓錐形，体重質硬，表面灰黑色，被有鹽霜，夏季易反潮变軟，味咸，入口麻辣。黑順片为縱切片，上寬下窄，質坚脆，外皮黑褐色，夏季反潮变軟粘手，味淡。白附片形状气味与黑順片相同，但外皮已除去，全体均为黃白色半透明状，夏季不反潮。

性味与归經　大辛、大热，入心、脾、腎經。

功效与应用　1．回陽救逆：治大汗、大吐、大下后之四肢厥逆，脉微欲絕，或汗出不止，吐利腹痛等將要虛脫的危証，常与干姜或人参配伍。

2．壯元陽：用于陽气不足，身体衰弱，特別是命門火衰，下元虛冷之証，常与肉桂、熟地、山萸肉、鹿角膠等葯配伍。

3．溫中止痛：适用于寒証胸腹冷痛，常与干姜，肉桂、吳萸等配伍。

4．逐寒除湿：用于風寒湿痹的周身骨节疼痛，常与桂枝、白朮、生姜等配伍。

用量 1—5錢。

禁忌 陰虛或热盛之証及孕妇均忌用。

附：烏 头

一般須洗淨，分开大小，清水浸透，加生姜、皂角、甘草同煮至水干透心，取出切斜片，經火炮或蜜炙后用。煎葯时应先下久煮。

性味与归經 辛、溫、有大毒，入肺經。

功效与应用 溫中逐寒，除風湿，止疼痛，适用于屬寒証的心腹剧痛、疝痛，及風寒湿痹遍身作痛或麻木不仁等証。單用久煮，或与干姜、蜀椒、五灵脂、威灵仙等同用。

用量 5分—3錢。

禁忌 反白芨、貝母、半夏、白蔹、瓜蔞实。

干 姜

姜科植物，以地下根莖干燥而成。呈不規則扁平塊，旁有短指状分叉，表面灰白色或灰黃色，有皺紋和明显的环节，易折断，断面灰白或黃白色，粉性，有細小油点。生用，或炮黑用名炮姜，制为炭制名姜炭。

性味与归經 大辛、大热，入心、肺、脾、胃經。

功效与应用 1．溫中回陽：用于大汗、大吐、大下之后，陽虛欲脫之証，常与附子配伍。

2．溫中散寒：(1)用于脾胃虛寒之吐泄，腹胸冷痛等証，常与高良姜、半夏、人参、白朮等配伍。(2)用于肺寒咳嗽，每与細辛、五味子同用。

3．溫經止血：用于虛寒的吐血，瀉血，血崩等証，宜炒成炭剂，常与艾叶、棕皮、烏梅等葯同用。

用量　1—4 錢。

禁忌　陰虛及热証忌用，孕妇不宜用。

肉　　桂

樟科常綠乔木，以树皮入葯。一般多切成尺余長的段落，卷成筒形。外表赤褐色或褐灰色而粗糙，內面淡赤褐色或黃褐色，較平坦。質硬不易折，横断面顆粒性。

性味与归經　辛、甘、大热，入肝、腎、脾經。

功效与应用　1．溫中补陽：(1)治下焦命門火衰，腰膝冷而乏力，陽痿等証，常与附子、地黃、山萸等葯同用。(2)治脾胃虛寒作瀉，常与茯苓，白朮等配伍。

2．散寒止痛：适用于虛寒性的胃痛、腹痛，及妇人血寒經痛等証。單用或与附子、干姜、人参等配伍。

用量　3 分—1 錢。

禁忌　陰虛陽亢者及孕妇均忌用。

丁　　香

桃金孃科常綠乔木，以干燥花蕾供葯用。長約 3—5 分，粗約 1 分，表面棕紅色，有細的皺縮，質脆易折，断面有油性。丁香的成熟果实亦入葯，形如鷄舌，称为鷄舌香或母丁香。

性味与归經　辛、溫、入胃經。

功效与应用　溫胃降逆，为治胃寒呃逆之要葯，常与柿蒂，人参配伍，治虛寒呃逆。 亦治脾胃虛寒，吐瀉少食，可配伍砂仁，白朮等。

用量　5 分—1.5 錢

吳 茱 萸

芸香科落叶乔木，以其接近成熟的子实供葯用。蒴果細球形，直徑約 1 分，表面綠色，粗糙，有細皺及鬃眼(油眼)，內分五房，每房藏种子二粒，果实下端有一粗壯的果柄,生用或甘草水漂淡用，亦有炒用者，常見的炒法有干炒,鹽水炒,姜汁炒,醋炒,酒炒,黃連拌炒等。

性味与归經 辛、苦、大热,有小毒,入肝、胃、脾、腎經。

功效与应用 1. 溫中止痛：主要用于寒証的胃痛，腹痛，疝痛及脚气疼痛等証。治寒疝証常与金鈴子、小茴香等配伍,治脚气病每与木瓜配伍,如脇肋疼痛屬火热者常用本品佐黃連。

2. 溫胃止嘔：治寒証嘔吐或吞酸,常与人参、大棗同用。

用量 1—3錢。

禁忌 血虛有火者忌用,孕妇愼用。

蜀　椒（川椒）

芸香科植物,以其子实入葯。呈类球形，多数裂为二瓣，露出或散出黑色种子,外表赤褐色,皺紋不平，下端有果柄殘基或果柄。微炒出汗，乘热搗去黃壳,取仁用。

性味与归經 辛、溫,有毒,入脾、肺、腎經。

功效与应用 1. 溫中止痛：用于胸腹冷痛或下利腹病及風湿肢节作痛等証,內服外用均可　內服与干姜、附子、人参等配伍；外用多炒热熨痛处。

2. 驅蚘：用于因蚘虫引起的嘔吐,腹痛,甚至吐蚘等証,常与烏梅、黃連等同用。

用量 5分—2錢。

禁忌 陰虛火旺者忌用。

胡　椒

胡椒科植物,以其未成熟的果实干燥后入葯。核果圓形無柄，直徑1—2分,表面暗棕色或灰黑色,具有隆起的网紋，頂端有柱头遺跡，基部有自果軸脫下的疤痕,內含白色种子一枚。宜作散剂。

性味与归經 辛、热,入胃、大腸經。

功效与应用 溫中散寒,治胃寒的吐瀉，腹病等証，單用或与干姜、白朮等同用。

用量 5分—1.5錢，散剂1次3—5分。

禁忌 陰虛有火者忌用。

畢 澄 茄

胡椒科植物，以剛成熟的果实干燥后入葯。呈类球形，直徑約1—2分，外表細皺而棕黑，果柄不易分离。

性味与归經 辛、溫，入胃、腎、膀胱經。

功效与应用 1. 溫胃降逆：用于胃寒嘔吐、呃逆等証，單用或与高良姜等配伍。

2. 散寒止痛：用于寒疝疼痛証，每与吳萸、香附等同用。

近年来，有些地区以之配伍广木香、枯矾、百部、棗皃檳榔为丸，治疗早、中期血吸虫病也有一定的效果。

用量 5分—1.5錢。宜入丸、散剂。

禁忌 陽虛有火及实热証忌用。

高 良 姜

为姜科植物，以其干燥根莖入葯。根莖呈圓柱形，有分枝，具叶痕，形成环节，外表紅棕色，內部显橙棕色。

性味与归經 辛、热，入脾、胃經。

功效与应用 溫胃散寒，止痛止嘔，治胃寒作痛証，常与香附、五灵脂等配伍；治胃寒嘔吐，常与人参、茯苓、大棗等配伍。

用量 1—3錢。

禁忌 热証忌用。

小 茴 香 附：八角茴香

繖形科多年生草本，以干燥的成熟果实入葯。果实为双悬果，呈長橢圓形，稍弯曲，两端較尖，長約2分，寬約0.5分，外表黃綠色或黃褐色，分果呈舢舨形，脊面隆起，有縱直棱綫五条，結合面平坦，中央稍凹入，色較暗。生用或黃木炒用。

性味与归經 辛、溫，入肝、腎、脾經。

功效与应用 散寒止痛，为治寒疝的常用药，常与荔枝核、蜀椒等炒后研末服，或仅用茴香炒热外熨。

用量 1—2 錢。

禁忌 热証及陰虛火旺者忌用。

附：八角茴香

本品又称大茴香，系木蘭科常綠灌木八角茴香树的果实。果实为蓇葖果，形如車輪，多由几瓣聚合而成，各瓣均向上开口或不开口，成小艇形，其瓣的基部着生于一个共同的中軸上，呈星状排列，果瓣表面棕紅色或灰紅色，有不規則的皺紋，每瓣內含扁卵圓形种子一枚。

木蘭科植物莽草之果实与八角茴香非常相似，莽草有毒，不可誤食，当鑑别。

八角茴香与小茴香气味功效相似，可用于疝气、腰痛、腰重，常与杜仲、乳香、木香、胡桃等同用。

用量、禁忌与小茴香同。

第八章　芳香开窍药类

凡气味芳香，善于走竄，而能通关开窍的药物叫芳香开窍药。

本类药物能入心通窍，辟濁开閉，适用于惊風、癲癇、中惡等卒然昏厥証候，及热病邪犯心包，神識昏迷等証。

麝　　香

哺乳类鹿科动物雄性麝的臍与阴莖間香囊中的分泌物經干燥而成。腺囊多成橢圓形，皮壳褐色，有皺紋，近中央有一圓形小孔，剪破囊皮可見为数層薄膜組成。內盛大小不同顆粒状的"当門子"，如石榴子叠附着生，油潤光亮，呈黑色、紫紅色为佳。

性味与归經 辛、溫，入心、脾經。

功效与应用 1. 开窍辟穢：用于溫热病神昏、痙厥，及中風痰厥、气厥等卒然昏倒等証候，常与冰片、犀角、羚羊角等配伍。

2. 活血通絡：用于气滯血阻之瘡瘍等証，多与乳香、沒葯等配伍应用。

此外，尙有用本品的香竄和活血作用以催生下胎，及治胎衣不下，亦效。

用量 1—5 厘，不宜入煎剂。

禁忌 孕妇忌用。

冰 片

龙腦树科乔木龙腦树中析出的揮發性結晶物。色白，透明或半透明，質地松脆。

性味与归經 辛、苦、微寒，入心經。

功效与应用 1. 芳香开窍：主要用于神昏痙厥諸証，常与麝香同用。

2. 清热止痛：外用于瘡瘍及喉証、眼疾等，常与硼砂、硃砂等葯同用。此外，許多化腐生肌的复方中都配用本品。

用量 1—3 分，宜入丸、散剂。

禁忌 由于血虛而陽气上亢的昏厥及肝腎虛而引起的目病都忌用。

石 菖 蒲

天南星科多年生草本植物，以根莖供葯用。干燥根莖具棕褐色外观，多节，节处多凸起，扁圓柱形，質脆，折断面淺棕色或白色，中心微紅，气辛香。

性味与归經 辛、溫，入心、脾、肝經。

功效与应用 1. 芳香开窍：用以治湿痰蒙蔽清窍所致的神

識昏乱、癲狂、耳聾、声啞等証，亦治健忘。可与远志、龙齿、茯神等合用。

2．和中辟濁：常用于胸腹脹悶，湿滯气塞，或疼痛等症，可配伍吳萸和香附，或与佩蘭等芳香化濁葯同用。

用量 5分—3錢。

禁忌 由于肝腎陰虛，浮陽上扰的耳聾、耳鳴及陰虛声啞等証忌用。

第九章 安神葯类

以入心安神为主要功效的葯物，屬于安神葯类。

本类葯物中的金石及介类葯，具有質重的特点。重則能鎮，所以又称为重鎮葯。另一部分植物葯不具有質重的特点，但略具滋养作用，称为养心安神葯。都适用于惊癇、煩躁、失眠、心悸、怔忡等心神不宁或陽气浮动的病証。

硃 砂

汞矿类之硫化物。純淨品为紅色或紅褐色的塊状及厚薄不匀的片状碎屑，色澤光亮，無味無臭，質重而松脆易于研細。以無杂質而色鮮紅者佳。用时經水飞或用磁石吸去含鉄杂質。

性味与归經 甘、微寒，入心經。

功效与应用 1．鎮心安神：适用于睡臥不宁、心悸、怔忡、癲癇等症，常与磁石同用；亦可与黃連、犀角、牛黃等葯配伍，治疗热証神昏譫語証。

2．解毒：治瘴瘧、蠱毒、瘡瘍等証，常与雄黃、麝香、大戟等配伍。

此外，常作为某些丸剂的外衣，兼有防腐作用。其他外用葯方中亦可应用。

用量　1—6分，不宜作煎剂。

禁忌　过量或持續服用，可致汞中毒。

磁　　石

天然的磁鉄矿石。黑色或棕褐色，有金屬光澤，能吸鉄。用时火煅，醋淬，冷后研細，水飞。

性味与归經　辛、寒，入腎、肝經。

功效与应用　鎮心安神、滋水平肝，治肝腎陰虛，浮陽上扰所致的耳鳴、耳聾、目昏，及精神躁动、癲癇、头暈等証，常与硃砂配伍。

用量　3錢—1兩，作煎剂。

琥　　珀

松杉科植物如楓、松等的树脂，埋藏地層中經多年而成的化石树脂。透明而呈不定形的塊状，有紅、黄等色，質脆易断，断面有粘性，以血紅色的血珀为最优。

性味与归經　甘、平，入心、肝、膀胱經。

功效与应用　1. 平肝安神：用于惊風、癲癇、惊悸、失眠等証。可与硃砂、全蠍合用以治惊風，与合欢花、酸棗仁等同用以治惊悸、失眠。

2. 利尿通淋：适用于小便癃閉，尤宜于血淋、热淋等症，每与萹蓄、木通等同用。

3. 活血祛瘀：血滯經閉者可与当归等药配伍，癥瘕可与三稜、莪朮、大黄等味配伍。此外亦可外用作瘡瘍生肌收斂药。

用量　3分—1錢。不入煎剂。

龙骨、龙齿

史前期大型脊椎动物的骨骼化石（龙骨）和齿的化石（龙齿）。药用品多为碎塊，質硬而重，易層層剝落，白色或微黃。無臭無味，吸湿性强。用时打碎，或經火煅。

性味与归經 龙骨甘、平，龙齿甘、凉，入心、肝、腎經。

功效与应用 1．平肝潛陽、鎮心安神：治陰虛陽旺、煩躁、潮热、头暈目眩、惊悸、癲癇、發狂，以及心神不宁，健忘失眠等証，常用龙齿与牡蠣、白芍等药配伍。

2．收斂固濇：适用于遺精、崩漏、自汗、帶下諸証。常用龙骨与浮麦、蓮須、烏賊骨等药配伍。

用量 3—8錢。

牡　蠣

牡蠣科水产动物，以其貝壳供药用。多長圓形，大者可达尺許長，其壳由鱗状薄片組成，边緣作波状，壳内乳白色，有光澤，断面成層状，質重而堅。生用，或火煅后粉碎用。

性味与归經 咸、平、微寒，入肝、腎經。

功效与应用 1．潛陽收濇：治陽气浮越、盜汗、潮热、遺精，及陽亢煩躁、头暈、头痛等証，常与龙骨、白芍等药配伍。

2．軟堅散結：消散瘰癧，每与玄参、貝母等配伍。近世亦以本品作制酸剂治胃痛泛酸嘔吐。

用量 3錢—1兩。

酸　棗　仁

鼠李科植物酸棗的核仁。核仁皮色紅棕，有油光，呈橢圓形而略扁，徑約一分多，味淡無臭。生用或炒用，入湯应先搗碎为宜。

性味与归經 甘、平，入心、肝、胆經。

功效与应用 1．养肝宁心：适用于血虛心煩不安、不眠、心悸、怔忡等証，可与茯神、地黄等同用。

2．滋养斂汗：用于自汗、盜汗，常与牡蠣、浮麦等同用。

用量 3—6錢。

柏 子 仁

松杉科常綠灌木側柏的子仁，原名柏实。卵圓形，比芝麻大，含油丰富，黃色有油潤光澤，气辛香，貯存过久則泛油而成棕黃色。

性味与归經 甘、辛、平，入心、肝經。

功效与应用 1．养心安神：用于血虛怔忡、惊悸、不眠等証，常与酸棗仁、茯神、五味子同用。

2．潤腸通便：治陰虛人、老人及产后的腸燥便秘証，常与松子仁、大麻仁等葯合用。

用量 1—6錢。

禁忌 脾虛便溏者及痰多者均不宜用。

远 志

为远志科多年生草本植物，以根供葯用。干燥品为圓柱形，略弯曲，長約寸余，外表淺棕色或黃色，有橫皺紋，皮部粗糙而厚，易与木部剝离。若將其皮層橫切，抽去木心，使成圓筒状，称为远志通；如縱破去心，称为远志肉。

性味与归經 苦、辛、溫，入肺、心經。

功效与应用 1．安神益智：用于心虛怔忡、惊悸、健忘等証，常与硃砂、棗仁、柏子仁等葯配伍。

2．利竅消痰：用于痰阻心竅，精神迷乱，惊癎等証，常与石菖蒲、龙齿、琥珀等葯同用。

用量 1—3錢。

第十章 平肝熄風葯类

以入肝平熄內風为主要功效的葯物，屬于平肝熄風葯类。

平肝熄風葯分别具有淸肝、潛陽、止痙等作用，适用于眩暈、头痛耳鳴，痙厥抽搐，小兒惊風和癲癎等肝風內动症候。

羚 羊 角

羚羊科动物羚羊的角。角有横环如节突起，坚硬而光潤，色淡黄。

性味与归經 咸、寒，入肝經。

功效与应用 1．平肝熄風：用于热盛的痫証、中風、惊風等肝風發痙，及肝經陽亢火熾所致的头暈、头痛、目赤等証候，每与生地、白芍、鈎藤、天麻等葯同用。

2．清热解毒：治溫热病壯热、神昏、譫語、躁狂等証，每与犀角、石膏、知母等配伍。

用量 3分—1錢半。

殭 蚕

蚕蛾科昆虫家蚕的幼虫，在未吐絲前，因一种絲状菌侵入体中致病，死后其殭硬屍体供葯用。色白，蚕体外被有白霜，体直而脆，折断面顏色烏亮，略具腐臭。生用或炒香用。

性味与归經 咸、辛、平，入肝、肺經。

功效与应用 1．熄風止痙：治惊風痙攣搐搦証，常与天麻、全蝎等葯配伍。

2．祛風止痛：治風邪头痛、齿痛、目痛、或咽痛，常与桑叶、荆芥等同用。

3．解毒散結：消散瘰癧及皮膚風瘡，單用或入复方。

用量 1—3錢。

全 蝎

为节足动物蝎科鉗蝎的干燥全体。其形似蝦，共有13环节，長約2—3寸，背部棕黑色，头胸較短，头部有鉗角及角須各一对，胸部具步足四对，每足七节，腹部分前腹及后腹两部，后腹部由六环节組成，最后腹节呈尖銳的尾刺，有毒腺，干后質脆。用时酒洗去鹽。

性味与归經 甘、辛、平，有毒，入肝經。

功效与应用　1．熄風止痙：治急慢惊風、破伤風等痙攣抽搐、角弓反張証，常与殭蚕或參、朮同用。

2．解毒：用于瘡瘍腫毒，單用或入复方。

用量　1—2 錢。

鈎　　藤

茜草科落叶蔓生木質藤本，以其鈎及相連的枝条供葯用。干燥品質輕而坚，有韌性，断面黃白色，松軟，外皮紫紅色。

性味与归經　甘、微寒，入肝、心包經。

功效与应用　清热熄風：①用于惊風發热，有清热止痙的功效，常与犀角、天麻等配伍。②用于風热头痛、眩暈、目赤諸証。可与白芍、菊花等同用。

用量　2—5 錢，不宜久煎。

天　　麻

为蘭科多年生草本植物，以其干燥根莖供葯用。干燥莖淡黃色，呈橢圓形，長1—4寸，半透明，坚实光潤，断面似角質，質坚硬，有皺紋。

性味与归經　甘、平，入肝經。

功效与应用　熄風止痙，用于痙攣抽搐証，多配鈎藤、殭蚕；用于肢体麻木，手足不遂則配牛膝、当归；若治肝風头痛，又每与川芎、菊花等同用。此外亦可配合养陰平肝葯以治肝陽上亢之証。

用量　1—3 錢。

白 芍 葯

毛茛科多年生草本植物，以干燥根供葯用。根呈圓柱状，長者約5—6寸，徑 2—6 分，外表淺棕色或粉紅色，內面白色，有菊花心紋，質坚細而重。生用或酒炒用。

性味与归經　苦、平，入肝經。

功效与应用　1．平肝熄風：多用于肝陽亢盛，头痛眩暈等証，可与石决明等同用。

2．柔肝緩急：适用于肝气不和所致的腹痛，痛經，及手足拘攣疼痛等証，常与甘草同用。

3．养血歛陰：适用于月經不調及崩漏等証，常与地黄、当归等同用。亦可与桂枝同用，調和营卫以治表虛自汗症。

用量　1—6錢。

石　决　明

單壳类中前鰓类海洋动物，以其貝壳入葯。貝壳扁圓形，头部口外有9—10个吸水孔，大小依次序排列，其中四、五孔皆开口，并有不整渦紋，內帶珍珠样光彩。

性味与归經　咸、凉，入肝經。

功效与应用　1．清热平肝：治肝热或肝陽亢盛所致的眩暈头痛，目赤羞明，不眠，煩躁易怒，或惊悸不安等証，每以本品同生地、白芍、菊花、鈎藤、龙骨、龟板等同用。

2．清肝明目：可治青盲、內障、目翳等眼病，偏虛則配伍蒼朮、猪肝，偏热則配以眞珠、菊花之屬。

用量　2錢—1兩。

代　赭　石

系金屬类赤鉄矿之矿石。塊状，質硬，碎之則成赤褐色之粉末。結晶者謂之輝鉄矿代赭，半結晶者称为赤鉄矿代赭。以赤褐色有显明釘头，松脆易剝下者为佳。

性味与归經　甘、寒，入肝、心包經。

功效与应用　1．平肝熄風：治肝陽上亢，头目眩暈，作疼發热或目脹耳鳴等上盛下虛証候，多与龙骨、牡蠣、龟板等葯同用。

2．潜陽鎭逆：①治冲气上逆之嘔吐，偏虛者每与人參同用，偏热者配伍竹茹、黄芩，偏寒者配伍半夏、干姜、吳萸。②治气逆喘息，可酌与苏子、龙骨、牡蠣等配伍。

用量 3錢—1兩。

禁忌 寒証及孕妇愼用。

第十一章 行气葯类

能宣行气滯的葯物，属于行气葯类。

行气葯的性味多为辛溫，并主要作用于肝、肺、脾、胃等經，能宣暢气机，而适用于气滯脘腹脹悶，脅肋脹痛，噯气吞酸，气逆嘔吐或喘咳等証，有行气疏郁，寬脹止痛、及緩和喘咳等功效。

本类葯物大多辛散耗气，并伤陰液，所以对于虛弱患者使用行气葯时，应根据病情作适宜的配伍。

橘　皮 附：橘核

芸香科常綠小乔木橘树的成熟果实的紅色果皮。其核名橘核亦供葯用。果皮細薄，極易剝开，有多数疣状突起，和小油点，內面白皮層呈分布不均勻的棉絮状，質柔軟。生用或麸皮拌炒用。

性味与归經 苦、辛、溫，入脾、肺經。

功效与应用 ①行气：治中气不和，嘔吐呃逆，脘悶腹脹，食少等証，常与生姜、白朮等同用。②治气滯痰郁，咳嗽气逆等証，常与半夏、茯苓等配伍。

用量 1—3錢。

禁忌 舌赤少津，內有实热者須愼用。

附：橘　核

性味与归經 苦、平，入肝經。

功效与应用 理气止痛，長于治疝气痛，每与金鈴子、小茴香等同用。

青　　皮

橘的青色果皮。干縮后呈扁球形，外表灰黑色，顆粒状粗糙不平，質堅硬，外皮厚，断面角質状。生用或醋拌炒、酒炒。

性味与归經　苦、辛、溫，入肝、胆經。

功效与应用　行气消滯，疏肝止痛，常用于肝郁气滯，胸腹脹悶作痛，或胁肋間痛，乳痈疼痛等証，每与柴胡、香附、郁金等配伍。

用量　1—2 錢。

禁忌　气虛者宜少用。

大　腹　皮

为棕櫚科热帶常綠乔木檳榔的果壳。壳軟而色灰黄，若麻状纖維。

性味与归經　辛、微溫，入脾、胃、小腸經。

功效与应用　利水滲湿，下气寬中：①治水气腫脹，常与桑白皮、生姜皮、茯苓皮等配伍。②治湿郁三焦，脘悶腹脹之証，可与藿香、厚朴、陈皮、茯苓等配伍。

用量　1—3 錢。

禁忌　气虛者愼用。

枳　　实　附：枳壳

芸香科落叶灌木或小乔木，其未成熟的果实名枳实，成熟的果实名枳壳，皆供药用。枳实球形，切开后肉皮張如棋子，皮厚色青黑色者为佳。枳壳剖开作半球形，瓤赤紅色，呈車輪样放射紋。生用，炒用，或麸炒用。

性味与归經　辛、苦、平，入脾、胃經。

功效与应用　行气消痞，用于气滯而胸膈胃脘痞塞或疼痛的証候，常与白朮或半夏、瓜蔞等同用。

用量　1—3 錢。

禁忌　非气聚邪实証不宜用，体虛人及孕妇当愼用。

附：枳　　壳

枳壳功用与枳实略同而力量稍緩。

厚　　朴

木蘭科落叶乔木厚朴的干燥树皮。树皮外表面灰褐色或暗褐色，粗糙不平，有不規則的縱紋，并往往有褐色斑塊。內表面紫褐色，比較平坦，有細致縱条紋理，横断面黄褐色或紫褐色，不平坦，質硬而脆，易折断。蒸透或姜炙后用。

性味与归經　苦、辛、溫，入脾、胃、肺、大腸經。

功效与应用　1．行气化湿：治疗湿困气滯所致的脘悶腹脹或作痛等証。可單用，或与陈皮、枳壳等葯配伍。

2．降气平喘：用于胸滿喘逆等实証，常与杏仁配伍。

用量　1—3錢。

禁忌　內热津枯，脾胃虛弱及孕妇愼用。

香　　附

为莎草科植物莎草的根莖。呈紡垂形，長約4—8分，外表深褐色，全体有显明的輪节，节上生褐色硬毛，質坚硬，断面平坦，有蜡样光澤。生用或醋炒用。又有以酒、鹽、姜汁、童便等炒制者，名四制香附。若以黄酒、醋同煮者，名制香附。

性味与归經　辛、微苦、平，入肝經。

功效与应用　舒肝解郁，調經止痛，适用于因精神不快，情志抑郁所产生的消化不良，腹痛胁脹及月經不調等証，可与柴胡、枳壳、陈皮、当归、白朮等配伍。

用量　2—3錢。

木　　香

菊科多年生宿根草本，根供葯用。根为圓柱或圓錐形，具特異芳香，外皮灰黄或淡棕色，有極細之縱裂，內色灰褐。生用，亦有用麩皮拌炒者名煨木香。

性味与归經 辛、溫，入脾、胃經。

功效与应用 行气寬中，治食慾減退，腹脹作痛等証，可單用，亦可与青皮、白朮等葯配伍。此外，治痢疾亦可以本品与黃連同用，以緩和里急后重証候。

用量 5分—3錢。丸、散剂減半用。

烏　　葯

天台烏葯为樟科植物，衡州烏葯系防己科植物，均以根入葯。天台烏葯根外皮呈紫褐色，內部黃白色，以如連珠状之新根为上品　衡州烏葯根呈圓柱形，外表黑褐色，內部淡黃色，横断面纖維性，質堅硬。

性味与归經 辛、溫，入胃、肝經。

功效与应用 行气止痛，用于胸腹脹滿及疝气作痛之証，多与香附、橘皮等葯配伍。

用量 1—4錢，散剂每次服3分—1錢。

禁忌 血虛內热者忌用，气虛者愼用。

楝　　实（金鈴子）

楝科植物苦楝树的成熟干燥果实。果实球形，外表淡褐色，皺縮不平。成熟的大形果实常有光澤，少皺紋而多凹陷，并有类圓形斑点，果皮薄而硬，常与果肉脫离。果肉黃色，中有果核甚大。生用或炒用。

性味与归經 苦、寒，入肝、胃、小腸、膀胱經。

功效与应用 1. 止痛：为治热証腹痛或疝痛的要葯；若不屬热証，当以溫葯佐之，常与玄胡索、吳茱萸等配伍。

2. 杀虫：蛔虫病而腹痛者，有杀虫止痛作用，多与檳榔等葯同用。外用可疗头癬。

用量 1—4錢。

柿蒂

为柿树科柿屬落叶乔木柿树果实的蒂。干燥柿蒂呈方盤形，一边長約5—8分，黑褐色，边緣略上翻，背面中央有小孔，四角有棱，腹面中央微凸起，其附近呈黃土色，質脆易折。

性味与归經 苦、平，入胃經。

功效与应用 降逆止呃，为治呃逆要葯，多配合溫胃降逆的丁香、生姜等葯以治虛寒性呃逆。

用量 1—3錢。

第十二章 活血去瘀葯类

本类葯物有行血滯，通血脉和祛瘀血的作用，适用于創伤瘀血作痛，或产后血瘀腹痛及痈腫、癥瘕、痛經、經閉等証。

人体气血是互相依存的，往往气滯則血凝，血凝而气亦滯。因此，活血祛瘀葯常与行气葯同用，以增强疗效。

本类葯物大多数不适宜于月經过多的証候，部分葯物还具有催产墜胎的作用，对孕妇应忌用或愼用。

川芎

繖形科植物，以其干燥根莖入葯。干燥根莖呈不整齐結节状拳形团塊。可皺縮，直徑約1—3寸，表面黃黑或灰黑色，質坚实，断面黃白色，有筋脉花紋及油点。生用或酒炙用。

性味与归經 辛、溫，入肝、胆經。

功效与应用 1．活血祛瘀：治月經困难，經閉，难产，胞衣不下等証，常与当归同用。

2．祛風止痛：治感冒头痛、身痛，及風湿痛等証，常与白芷、防風等葯配伍。

用量　1—3 錢。

禁忌　月經过多及孕妇愼用。

乳　　香

橑树科乳香树皮部采得的树脂。干燥品为固体树脂，形状不定，多呈塊状或卵圓形，外表粗糙，蒼黄色，無光澤，質脆，有松香味。炒去油用。

性味与归經　辛、苦、溫，入心、肝經。

功效与应用　1．活血止痛：內服用于扑損瘀血阻滯及痈腫作痛等証。每与沒葯同用。

2．排膿生肌：外用入膏葯或丹葯中作敷貼料或撒布料。

用量　1—3 錢。

沒　　葯

橄欖科植物沒葯树皮部滲出的油膠树脂。干燥品呈不規則的塊状，大小不一，外表粗糙，紅棕色，破碎面有油質光澤，或显白色斑点。炒去油用。

性味与归經　苦、平，入肝經。

功效与应用　1．活血止痛：治血滯胸腹刺痛，扑損瘀血阻滯作痛，及痈腫疼痛等証，常与乳香、玄胡索、五灵脂等葯同用。

2．排膿生肌：外用入膏葯或丹葯。

用量　1—4 錢。

郁　　金

姜科植物黄姜及綠姜、黄白姜等根莖上着生的塊根。狀如紡錘形或圓錐形，長約 0.6—1.2 寸，直徑約 3—5 分，表面灰黄或灰棕，質坚实，断面鮮黄褐色，有光澤。生用或醋炒。

性味与归經　辛、苦、寒，入肺、肝經。

功效与应用　1．活血止痛：治血气阻滯，胸腹疼痛，脇肋脹痛，經痛等証，常与当归、白芍、香附等葯配伍。

2．化湿开郁：治湿温病，濁邪蒙蔽，胸部痞悶，食慾减退等証。可与半夏、藿香、蔻仁等葯同用。

用量　1—3 錢。

禁忌　月經过多者愼用。

莪　朮

姜科多年生草本植物綠姜的干燥根莖。略呈卵圓形，外表灰黃棕色，有环状隆起的节，質坚实，断面灰綜色或淺灰色，中部有黃白色小点。

性味与归經　苦、辛、溫，入肝、脾經。

功效与应用　1．活血破癥：治血滯經閉腹痛及癥瘕等症，常与三稜同用。

2．行气止痛：治胸腹滿悶作痛实証，常与三稜、青皮、香附等葯配伍。

用量　1—3 錢。

禁忌　月經过多及孕妇忌用。

三　稜

莎草科多年生草本植物，以地下根莖供葯用。干燥根莖呈長卵圓形，或長圓錐形，头圓頂尖，外表黃灰色，或暗灰色，有疏密不同的节稜和密集的須根断痕小点，質坚实，切断面黃白色或灰白色，內部色較外層为深。醋炒或麸皮炒后入葯。

性味与归經　苦、平，入肝、脾經。

功效与应用　活血破癥：治血滯經閉，癥瘕积聚等証，常与莪朮同用。

用量　1—3 錢。

禁忌　月經过多及孕妇忌用。

丹　参

唇形科多年生草本，以根入葯。干燥品呈長圓柱形，全長約 4—6 寸，粗約 2—3 分，外表紫紅色，質輕而脆，横断面紅黃色或黃褐色，由心向外有白色放射状紋理，略作菊花瓣状。生用或酒炒用。

性味与归經　苦、微寒，入心、肝經。

功效与应用　活血調經，常用于月經不調，痛經，产后惡露不尽瘀滯作痛等証，單用或与当归、沒葯等配伍。

用量　1—5 錢。

益　母　草　附：茺蔚子

唇形科茺蔚屬一年生或二年生草本，全草及种子入葯。种子名茺蔚子。干燥全草黃褐色，莖的横断面有白色髓部，叶腋輪生唇形小花，花冠多脫落，仅余有黃色的萼筒。

茺蔚子呈稜形，長約 0.5—1 分，外表平坦，褐色，果皮薄，种子类白色。

性味与归經　辛、微苦、寒，入肝、心包經。

功效与应用　活血袪瘀，适用于月經不調，产后血滯腹痛及崩漏下血等証，單用或与当归、赤芍等同用。

用量　2—5 錢。

附：茺　蔚　子

性味与归經　甘、微寒，入肝經。

功效与应用　活血調經与益母草同，并兼有凉肝明目之效，治肝热目赤腫痛或生翳膜等証，常与青葙子，决明子同用。

用量　1—3 錢。

紅　　花　附：番紅花

菊科二年生草本，以筒状花入葯。花五裂，呈狹綫形，長約二分，外表紅色或暗紅色，雄蕊淡黃色，合抱成筒，中央有淡褐色柱头露出。

性味与归經　辛、苦、溫，入心、肝經。

功效与应用　活血袪瘀，用于血滯經閉腹痛，产后血暈，癥瘕及創伤扑損，瘀滯作痛，或痈腫斑疹色不紅活等証，單用或与丹皮、当归等同用。

用量　1—3錢。

禁忌　月經过多者及孕妇均忌。

附：番　紅　花

鳶尾科多年生草本植物番紅花的柱头干燥后入药。干燥的花柱細長，紅黄色，柱头三叉微扁，先端膨大呈漏斗状，深紅色，長約2—3分，油潤。

性味与归經　甘、平，入心、肝經。

功效与应用　本品功效与紅花略同，而通經功效过之，又能下死胎及治产后胎衣不下。

用量　5分—1錢。

禁忌　与紅花同。

玄　胡　索

罌粟科多年生草本植物，葯用其根莖。干燥根莖呈不規則扁球形，直徑3—6分，外表黄褐色，質堅脆，断面鮮黄色或黄白色，有蜡样光澤。生用，或醋炒、酒炒用。

性味与归經　辛、苦、溫，入肝經。

功效与应用　活血行气止痛，适用于心腹痛，疝痛等証，可單用，亦可与金鈴子、小茴香等同用。

用量　1—3錢。宜入丸、散剂。

五　灵　脂

哺乳类动物蝙蝠科寒号虫之粪。商品有二种：

1. 灵脂米：呈粒状，頗似鼠屎，气腥臭，外表黑褐色而微硬，內部松軟，称为散灵脂。

2. 灵脂塊：为冬季自食其粪，經反复消化排泄而形成的塊状物。外表潤澤發亮，中心溏軟，称为溏灵脂，質較优。醋炒或酒炒用。

性味与归經　甘、溫，入肝經。

功效与应用　通利血脉，散瘀止痛，治因血滞而致的产后兒枕痛及胃脘痛等証，每与蒲黄同用。

用量　1—3錢。

禁忌　孕妇慎用。惡人参。

牛　膝

莧科多年生草本，以干燥根供葯用。根为圓柱状直根，長1—2尺，栓皮土黃色，質坚而脆，商品分川牛膝和怀牛膝二种。生用或酒炒用。

性味与归經　苦、酸、平，入肝、腎經。

功效与应用　1．活血通經，消癥下胎：治經閉、癥瘕及胎衣不下等証，可与紅花、干漆、当归等配伍。

2．通利关节：長于治腰膝关节疼痛，可与蒼朮、苡仁等同用。

3．补益肝腎：治腰膝痿弱証，多与龟板、虎骨等配伍。

用量　1—5錢。

禁忌　月經过多及孕妇忌用。

自　然　銅

天然矿石类金屬銅矿之一种，为大小不一之方塊状物，表面黃亮，有金屬光澤。新出矿者，色若紅銅，久則面生斑爛之綠色。質硬而脆，易砸碎，碎塊仍有金屬光澤。用时煅紅，醋淬七次，置地下退火毒，研細末，水飞过用。

性味与归經　辛、平，入肝經。

功效与应用　活血祛瘀，續筋骨，止疼痛，用于金瘡跌打骨折而有瘀滯疼痛者，常与苏木、䗪虫、乳香、沒葯等同用。

用量　1—3錢。

穿　山　甲

哺乳类　鱗甲目穿山甲科食蟻兽鯪鯉的甲片。淡褐色或黑褐色，有光澤，大小不等，略呈三角形，甲之表面有無数隆起之縱綫。砂炒炙酥打碎入葯。

性味与归經　咸、微寒，入肝、胃經。

功效与应用 通絡下乳，消腫透膿。治痈腫未潰，常与皂角刺、貝母、归尾等配用；治乳汁不通，常与通草、黃芪等配伍。

用量 1—3 錢。

禁忌 痈疽已潰者不宜用。

桃　　仁

薔薇科植物桃的成熟种仁。干燥种仁呈扁平卵圓形，中大端尖，外表被赤褐色或黃褐色的皮，仁乳白色，富含油脂。用时湯浸去皮。

性味与归經 苦、平，入心、肝經。

功效与应用 1. 活血祛瘀：常用于血滯經閉、腹痛，蓄血發狂及跌扑瘀血等証，常与紅花、当归、水蛭等配伍。

2. 潤燥滑腸：用于腸燥便閉証，可与杏仁、麻仁、当归等配伍。

用量 1—4 錢。

禁忌 孕妇忌服。

水　　蛭

蠕形动物顎蛭类蛭科水蛭之干燥屍体。体長約1—3寸，闊約1—3分，全体由106—107个扁平体环構成，分作27节，伸則如帶，縮則如球，雌雄同体，色黑帶綠，背面有五条黃色直紋，口有吸盤。晒干或微火炙黃为末。

性味与归經 咸、苦、平，有毒，入肝經。

功效与应用 破血逐瘀：主治血滯經閉，干血成痨，癥瘕积聚，蓄血，墜扑瘀滯等証，可單用，或与虻虫、三稜、莪朮等配伍。

用量 5分—2錢，宜入丸、散剂。

禁忌 孕妇忌用。

降　眞　香

芸香科植物降香树之干木。現在市場上出售者为豆科植物花櫚木之根部木材。干燥品为長形塊状，色紫潤，質堅实細密，入水下沉，不易折断，燃之香气濃烈，并有油流出。

性味与归經 苦、溫，入肝經。

功效与应用 1．祛瘀定痛：每与乳香、沒葯、玄胡索等葯配伍，治損伤瘀滯疼痛等証。

2．止血：对外伤所致的金瘡出血，外用有止血之功，可單用，亦可与五倍子同用。

用量 1—2 錢。

花 蕊 石

为硫磺矿中之石塊。体重質坚，灰白色，有黃花点或黃綠色花紋相夾其間，瑩潤光潔。經火煅，研細，水飞用。

性味与归經 酸、濇、平，入肝經。

功效与应用 化瘀止血，治吐血、欬血、衄血等，單用或配伍其它止血葯。

用量 1—3 錢。

蒲 黃

香蒲科香蒲屬多年生草本，葯用其花粉。花粉質輕松，色澤鮮黃，手捻之有光滑感，并粘手，置放大鏡下观察，呈扁圓形顆粒。生用或炒用。

性味与归經 甘、平，入肝、心包經。

功效与应用 1．活血祛瘀：生用治产后瘀滯，心腹絞痛，常与五灵脂同用。

2．止血：炒用治金瘡出血，吐血，衄血，尿血，崩漏等，可單用，亦可与地黃、当归、鹿茸等合用。

3．利尿：治溺血而小便淋濇者，每与生地、冬葵子配伍。

用量 2—4 錢。

第十三章　补益葯类

凡具有滋养强壮作用，能补气、血、陰、陽的不足，以消除或改善虛衰証候的葯物，屬于补益葯类。

虛証一般可归納为气虛、陽虛、血虛、陰虛四类，因而补益葯也可大体上分为补气，补陽，补血，补陰四类。但人体的气血陰陽有着相互依存的关系，陽虛者每包括气虛，气虛者常易导致陽虛。气虛和陽虛是表示体內气化的不足。陰虛者每兼血虛，而血虛常易导致陰虛。血虛和陰虛是表示了体內津液的耗损。因此，补气和助陽，补血和养陰又往往相須为用。若气血兩亏，陰陽俱虛的証候，則須統筹兼顧，用气血并补或陰陽并补的方法。

补益葯对外邪未尽的病不宜用，以免留邪，但如病邪衰退，而正气已虛的，又可适当选用，以扶助正气，增加去邪的力量，这是"扶正去邪"的治法。

第一节　补　气　葯

补气葯一般运用于脾气虛和肺气虛的証候。脾为后天之本，生化之源，脾气虛則倦怠，大便泄瀉，食慾不振，胸腹脹滿。肺主一身之气，肺气不足，則短气，少气，音微，自汗。以上証候，都可用补气葯。补气葯亦常用于血虛之証，因为气为血帅，气旺可以生血，即陰陽互根，陽生陰長的意思。

人　参

五加科多年生草本植物人參的干燥根。根大，圓錐形，白色，主根为紡錘形。上端呈盤状的根莖部，即參蘆，人參品种有野山參、移山參、家园參等。又因加工的方法不同，有生晒参、刮皮参（白干参）原皮参，糖参（白参）紅参、条参、尾参等成品規格。此外，朝鮮进口的人参，称为別直参，也有紅、白两种規格，功效略同人参。

性味与归經 甘、微苦、微溫，入脾、肺經。

功效与应用 1．益气生津：①用于挽救气虛欲脫的危証，可單独使用；若兼見亡陽者，常与附子相須为用。②治脾胃虛弱，食慾不振，胸痞泄瀉，及嘔吐等証，常与白朮配伍。③用于肺虛气喘証，每与蛤蚧、胡桃等配伍。④用于消渴証及热伤津液之証，常与生地、麦冬或天花粉、五味子等配伍。

2．宁神益智：用于气血不足，不眠，惊悸，怔忡等神智不宁的証候，常与当归、茯神、棗仁等配伍。

用量 5分—3錢，大量3錢—1兩。

禁忌 反藜蘆。

党　参

桔梗科多年生宿根草本植物党參的干燥根。呈長圓柱形，表皮有横紋，除潞党參为白皮外，多为黃皮和紅黃皮。商品規格中分台党參，潞党參两种：潞党为人工种植的，过去加工有紅土染紅外皮；其它国党，西党，东党，川党均作台党參用。生用或蜜炙。

性味与归經 甘、平，入脾、肺經。

功效与应用 本品功同人参而力量較弱，一般补益剂中用人参者，每可用党参，但虛脫及津液耗伤的証候，仍以用人参为宜。

用量 4錢—1兩。

黃　芪

豆科多年生草本植物，药用其干燥根。呈圓柱形，長約二、三尺，切断面或有菊花紋，或黃心，或白心，因品种而異。品种頗多，就形态上大体可分三种：根皮黃者，称白皮芪；皮色棕褐色者，称黑皮芪；皮色紅棕者，称为紅芪。均以味甘，肥壯丰滿者为佳。生用或蜜炙用。

性味与归經 甘、微溫，入肺、脾經。

功效与应用 1. 补气生陽：用于气虛，少气，倦怠及中气下陷，脫肛，子腸墜出等証候。气虛多同人参同用，兼陽虛者多与附子、白朮同用，中气下陷多与升麻同用，治消渴証常与天花粉、生地、葛根等配伍。

2. 固表止汗：用于身体衰弱，表气不固的虛汗証，常与白朮、牡蠣、浮小麦等配伍。

3. 托瘡排膿：对于正气不足的痈疽，久潰不斂或久不潰破，及痘瘡不起脹不灌漿者，每同人参、肉桂等药配伍。

4. 补气行水，用于虛証的風湿水腫証，常与茯苓、白朮等配伍。

用量 2—5 錢。

禁忌 諸实証，外感表証未解，及陰虛陽盛者均忌用。

白　　朮

为菊科多年生草本植物，以干燥根莖入药。大者可达二两重，有塊疊状突起或支根屈曲不正，長1—3寸，粗約 5—6 分，外皮土褐色，横断面黄白色。以粗大丰滿，質地坚实，表皮黃褐色或黄色，内为米色者佳。生用或土炒，米炒用。

性味与归經 苦、甘、溫，入脾、胃經。

功效与应用 1. 健脾燥湿：用于脾胃虛弱，少食，腹滿，泄瀉等証，常与枳实、陈皮等同用；用于水湿腫滿等証，常与茯苓等同用。

2. 固表止汗：用于表虛的自汗証，常与黄芪、小麦相須为用。

用量 1—4 錢。

禁忌 凡陰虛津乏，便秘，湿热吐瀉及痢疾等証，皆不宜用。

山　　药

薯蕷科多年生蔓性草本植物，以塊根供药用。药用品已除去栓皮，以木板槎成类白色之圓柱形，内面粉白色，以粉多質坚者佳。

性味与归經 甘、溫，入肺、脾經。

功效与应用 益气补脾：①用于脾胃虛弱，少食体倦，或泄瀉等証，常与白朮、人参等配伍。②治消渴証，常与黃芪同用。

用量 3錢—1兩。

黄 精

为百合科多年生草本植物，以根莖供葯用。呈圓柱状，多节，表皮黄色或黄褐色，質柔軟，有粘液。

性味与归經 甘、平，入脾、肺經。

功效与应用 补脾潤肺，治病后虛羸，短气，食少，体倦，或干咳等証。單用長服，或与党参、甘草、山葯等葯配伍。

用量 3—6錢。

禁忌 湿痰壅滯，中寒便溏等証不宜用。

大 棗

为鼠李科小乔木大棗树的果实。呈橢圓形，新鮮品外面光澤，棕赤色。干燥后表皮皺縮頗深，皮薄，棗紅色，果內黄色或淡褐色，海綿状，中有紡錘形的核，坚硬，赤褐色。以味甘、肉厚肥大者佳。

性味与归經 甘、溫，入脾經。

功效与应用 补脾益胃，用于脾胃衰弱的証候，每与人参、白朮等葯配伍。又于方剂中，与作用峻烈的葯物配伍，以保护脾胃，并緩解其猛烈之性，如十棗湯用之以配芫花、甘遂、大戟。

用量 3—10个

禁忌 中滿証不宜用。

扁 豆 附：扁豆衣、扁豆花

豆科植物、以种实及花入葯。干燥扁豆呈黄白色的扁圓形，有豆腥味。花白色、呈蝶形。生用或炒用、或將扁豆与衣分用。

性味与归經　甘、微溫，入脾、胃經。

功效与应用　化湿健脾，用于暑湿腹瀉，脾胃虛热，飲食不进，或帶下等証，常与参、朮、茯苓、山葯等葯配伍。

用量　2—6 錢。

附：扁豆衣、扁豆花

能解暑化湿，多用于暑湿泄瀉、嘔吐等証。

甘　　草

为豆科多年生草本植物甘草的干燥根。呈圓柱狀，栓皮紅色，多須根，断面为鮮黃色，多粉，味甚甜，皮細而粉多者較好。生用瀉火解毒，蜜炙溫中益气。

性味与归經　甘、平，入十二經。

功效与应用　1. 补脾益气：炙甘草用于脾胃虛弱，倦怠食少等証，常与人参、白朮等配伍。

2. 瀉火解毒：生甘草用于瘡瘍腫毒諸証，可單用或配伍瀉火解毒葯用，內服外用均宜。

3. 緩急止咳：用于咳嗽喘息証，可以和緩喘咳；用于腹中攣急而痛之証，可以緩急止痛。

4. 調和諸葯：常用于方剂中，以緩和葯物的烈性。

用量　1—6 錢。

禁忌　湿盛中滿者不宜用。反甘遂、大戟、芫花、海藻。

第二节　补　阳　葯

"陽虛"包括心陽虛、腎陽虛等方面，本节所列葯物大多以溫补腎陽为主。

补陽葯一般具有壯陽事，补精血，强筋骨等作用，适用于陽痿，滑精，腰膝軟弱冷痛，遺尿，小便頻数等証。又治腎陽不足，不能溫运脾土，而見泄瀉，或腎气不納而生喘促等証。

补陽葯性多溫燥，陰虛火盛者忌用，以免助火刼陰之弊。

鹿　茸　附：鹿角、鹿角膠、鹿角霜

为鹿科动物雄鹿头上尚未骨化的幼角。內部富含血液，外部密生柔軟茸毛，是为鹿茸。以頂端丰富，茸体圓大，質嫩毛細，皮色油潤，横切面有細蜂窩状眼孔，外圈無骨質而体輕者为上。

幼角成長后茸毛脫落，硬化为骨質，即为鹿角；以鹿角熬成膠，即鹿角膠；熬膠的殘渣，即为鹿角霜。

性味与归經　甘、咸、溫，入肝、腎經。

功效与应用　1．暖腎陽：用于腎陽不足，遺尿，陽痿，腰痛，足寒，眩暈，耳聾等証，單用或与菟絲子、肉蓯蓉等配伍。

2．补督脉：用于督脉虛損，冲任不固，血崩漏下等証，常与阿膠、烏賊骨等配伍。

3．生精髓，强筋骨：用于精髓不充，元气不足，畏寒，乏力，痿軟，及小兒發育不良，齿迟，行迟等証。單用或与虎骨、人参、地黄等同用。

用量　5分—1錢半。

禁忌　陰虛陽亢，及內热者均忌。

附：鹿角、鹿角膠、鹿角霜

鹿角：長于攻毒行瘀，多用于惡瘡疽腫，屬于气弱虛寒的証候。禁忌同鹿茸。

鹿角膠：長于滋补止血，多用于气血虛弱的劳嗽、虛損、吐血、崩漏、尿血、陰疽瘡腫等証。

鹿角霜：長于收澀，用于精寒滑精及崩漏等証，外用略有收澀止血的功效。

人　胞（紫河車）

为胎兒胎盤。干燥品多經烘制，呈扁圓塊状，每个重一两左右。外表淡黄色，底層有紫灰色膜皮及臍帶根。

性味与归經　甘、咸、溫，入心、腎經。

功效与应用　补心腎，益精血：①用于先天不足或下元虛損，不能生育，或陽痿，筋骨痿軟等証，可單用或与鹿茸、龟板等葯合用。②治病后虛羸或虛劳喘嗽，身体羸瘦等証，單用或与山葯、地黄、天冬、五味子等葯配伍。

用量　2—4錢。

肉　蓯　蓉

为列当科一年生寄生草本植物肉蓯蓉的莖。呈扁圓肉質，表面灰黑或棕褐色，密被鱗片，質軟肉丰，体重，断面色黑。制过者色黑而味咸，外有白色的鹽霜，名咸蓯蓉。用时漂淡，称为淡蓯蓉。

性味与归經　甘、咸、溫，入腎、大腸經。

功效与应用　1．补腎壯陽：用于腎虛陽痿，腰膝冷痛，骨軟無力，及女子不育諸証，多与菟絲、熟地伍用。

2．潤腸通便：用于老人虛人津枯便秘之証，多与麻仁同用。

用量　2—6 錢。

禁忌　腎火旺，及脾虛便溏者忌用。

巴　戟　天

为茜草科多年生草本植物巴戟天的根。肥厚如連珠状，外表灰棕色，有皺紋，断面紫黑色，中心为木質，用时多以酒蒸軟去心。

性味与归經　甘、辛、微溫，入腎經。

功效与应用

补腎健骨：主要用于腎虛所致的陽痿，早泄，骨痿，及女子不育等証，常与肉蓯蓉、菟絲子等配伍。

用量　2—6錢。

禁忌　陰虛相火熾者不宜用。

补骨脂

为豆科一年生草本植物，以其种子入葯。呈腎圓形，外表黑色，中心灰褐色，質坚硬，寬約一分許，長約一至一分半。以酒浸或鹽炒用。

性味与归經 辛、苦、大溫，入腎經。

功效与应用 补腎壯陽，用于下元虛冷，陽痿，遺精，腰膝痠疼，虛冷泄瀉，小便頻数及遺尿等証，常与菟絲子、胡桃肉、肉豆蔻等葯配伍。

用量 1—3錢。

禁忌 陰虛有火，大便閉結者忌用。

益智仁

为姜科多年生常綠草本植物益智的种仁。其果实呈橢圓形，两端狹尖，果皮似砂仁而棕色，有縱行凸凹的隆起数条，果实分三室，每室內含种仁約八、九粒，为不規則的多角形。

性味与归經 辛、溫，入脾、腎經。

功效与应用 1. 溫腎澀精：用于下元虛冷，不能固密，小便頻数，遺尿及白濁等証，常与烏葯、山葯等配伍。

2. 煖脾止瀉，攝唾涎：用于脾寒泄瀉，腹部冷痛及流涎多唾等証，常与人参、白朮、干姜等葯同用。

用量 1—3錢。

禁忌 陰虛火旺者忌用。

杜仲

为杜仲科落叶乔木，以干燥树皮入葯。呈大小厚薄不等的片状皮塊，外色灰褐，有縱紋，粗皮多已除去，內呈深棕色或灰棕色，平坦，質脆易断，断处有細密如蚕絲样的白絲相連，富彈性，延伸至一定程度始断。生用或以微火炒去絲用。

性味与归經 甘、溫，入肝、腎經。

功效与应用　1．补肝腎，强筋骨：主要用于腎虛腰痛，腰膝乏力，眩暈，陽痿，小便頻数等証，常与枸杞、鹿茸等配伍。

2．安胎：用于妊娠漏血，胎动不安之証，每与續断同用。

此外，据近代研究报告，能治高血压証，并改善其自覚証狀。

用量　2—5錢。

狗　　脊

为水龙骨科多年生草本植物，以根莖供葯用。干燥品外表密被橙褐色絹絲样茸毛，毛脫落处現黑褐色，有細根殘基或根痕。質坚硬，断面黑褐色。

性味与归經　苦、甘、溫，入肝、腎經。

功效与应用　补肝腎，强筋骨，用于肝腎不足，腰膝疼痛，足軟乏力，或兼受風寒湿邪而关节作痛等症，常与杜仲、牛膝、桑寄生等葯配伍。

用量　2—5錢。

沙苑蒺藜（潼蒺藜）　附：刺蒺藜

为豆科一年生草本植物，以种子供葯用。子細小，直徑約半分，形如腎，表皮灰褐色或綠褐色，光滑而質坚。酒蒸或炒后用。（四川所产的砂蒺藜与江苏所产的草蒺藜，也入葯用，但与本品非同一植物。）

性味与归經　甘、溫，入肝、腎經。

功效与应用　补腎养肝，益精明目，适用于肝腎不足，目昏，腰痛，遺精，小便遺瀝等証，常与枸杞、杜仲、地黄等葯配伍。

用量　2—5錢。

附：刺蒺藜（白蒺藜）

为蒺藜科一年生草本植物，以种子供葯用。果壳坚硬，表面有尖刺。种子为卵状三角形，表面皺縮，白色，具細孔紋。炒后用。

性味与归經　辛、苦、溫，入肝經。

功效与应用　疏肝明目，用于感受風邪，目赤腫痛及生翳膜等証，常与菊花、蟬蜕、木賊等葯合用。又用于皮膚風瘡，白癜瘙痒等証，常与蒼耳、防風等葯配伍。

用量 2—4錢。

禁忌 孕妇慎用。

菟 絲 子

为旋花科一年生寄生性蔓草，葯用其果实。圓形細小，外皮黃赤色，内仁黃白色，徑不及半分，微有凹陷。

性味与归經 辛、甘、平，入肝、腎經。

功效与应用 益腎固精，补肝明目，用于腎虛遺精、小便頻数，淋瀝，腰痛，及肝腎虛損之目暗、目眩等証，常与枸杞、地黃等葯配伍。

用量 2—4錢。

第三节 补 血 葯

补血葯主要用在血虛的病，古人論血的生理是“心主血，肝藏血，脾統血。”所以补血葯多入心、肝、脾三經。血虛的証候是面色無华，唇爪蒼白，眩暈，耳鳴，心悸，女子月經不調等，补血葯主要适用于上述諸証。血虛兼气虛的，常配用补气葯；血虛兼陰虛的，須配用补陰葯。

熟 地 黃

性味与归經 甘、微溫，入心、肝、腎經。

功效与应用 1. 补血：用于月經不調，崩漏，及其他血虛之証，常与当归、芍葯、川芎等合用。

2. 滋陰：用于腎陰不足，骨蒸、潮热、盗汗、遺精及消渴等証，多与山葯、山茱萸等合用。

用量 3錢—1兩。

禁忌 脾虛少食，腹滿便溏等証不宜用。

何 首 烏

为蓼科植物，根莖供葯用。干燥品表面多皺襞，显棕褐色，質輕多粉，横断面有梅花状的淡棕色隐紋，中有木質样的心。生用名生首烏，加黑豆蒸晒轉黑色名制首烏。

性味与归經 苦、濇、微溫，制熟味甘。入肝、腎經。

功效与应用 1. 益精补血：制首烏治陰虛血枯，陽痿，須髮早白，筋骨不健等証，多与枸杞、菟絲等葯配伍。

2. 散結解毒：生首烏治瘰癧、瘡毒，單用亦有疗效。

用量 3—8錢。

当 归

为繖形科当归屬多年生草本，以干燥根供葯用。分头、身、尾三部分，全長約 3—8 寸。头部膨大，頂圓平，中部微凹，有莖的殘痕，四周有不显著細密环状皺紋，其下出多数支根，細長屈曲，上粗下細，全身表面黄褐色，断面黄白色，油潤芳香。生用或酒炒用。

性味与归經 甘、辛、苦、溫，入心、肝、脾經。

功效与应用 1. 补血調經：用于血虛月經不調，經痛等証，常与川芎、芍葯、地黄等合用。

2. 活血止痛：用于創伤，产后及痈瘇血滯疼痛等証，多与乳香、沒葯等同用。

3. 潤腸通便：用于血虛腸燥便秘之証，多与麻仁等葯同用。

用量 1—4錢。

龙 眼 肉（圓肉）

为無患树科常綠乔木龙眼的成熟果肉。其果外壳黄色，圓形，內为漿果，肉白色，干燥变深褐色，中心有黑褐色核仁。

性味与归經 甘、溫，入心、脾經。

功效与应用 益脾养心，主要用于心脾不足，健忘、怔忡、惊悸、虛煩不眠、自汗、下血等証，常与茯神、棗仁等配伍。

用量 2—6錢。

禁忌 內有火郁，或停飲脹滿等証不宜用。

枸 杞 子

为茄科植物枸杞的成熟果实。为小漿果，色紫紅，味甘美。

性味与归經 甘、平，入肝、腎經。

功效与应用 平补肝腎，明目益精，常用于肝腎不足所致之目疾及虛劳精亏等証，多与熟地、黃精等葯配伍。

用量 2—4錢。

禁忌 脾虛湿滯及腸滑者均忌。

阿 膠

为驢皮煎熬所得的膠質凝固而成。呈黑褐色半透明之長方塊狀，外表平滑，微有光澤，質坚实，断面角質，有玻璃样光澤。烊化入葯，或用蛤粉炒成珠入葯。

性味与归經 甘、平，入肺、肝、腎經。

功效与应用 1. 补血止血：治血虛心悸及月經不調等証，常与地黃、麦冬等同用；治吐血，咯血，便血及妇女崩漏失血等証，多与生地、蒲黃等葯同用。

2. 滋陰潤燥：治热邪伤陰，或肺燥咳嗽，及眞陰旣竭而壯火复熾，心煩不得臥等証，常与生地、麦冬、龟板等葯合用。

用量 2—6錢。

禁忌 內有瘀滯及脾胃虛弱者均不宜用。

桑 椹

为桑树的成熟果实。紫黑色長橢圓形漿果，采得后以布包压榨取汁，加蜜熬膏备用。

性味与归經 甘、寒，入心、肝、腎經。

功效与应用　滋陰补血，治血虛，肝陰不足，陽亢眩暈，失眠便燥，及消渴，口干舌燥等証，單用長服或与地黃、黑芝麻等葯配伍。

用量　5錢—1兩。桑椹膏可酌減。

禁忌　脾胃虛寒大便溏泄者忌用。

第四节　补　陰　葯

补陰葯具有养陰，滋液，潤燥等作用，适用于陰虛液亏之干咳、煩渴、潮热、盜汗、眩暈、不眠及陰虛陽亢之吐血、衄血等証。

补陰葯多甘寒滋膩，凡陽虛、痰湿、泄瀉等証应避免使用。

沙　参

有南沙參，北沙參两种：

1．南沙參为桔梗科多年生宿根草本植物的干燥根。呈圓錐形，略似人參，表面粗糙，象牙色，有环紋，質地輕松棉軟，断面空疏，色白，微帶甘味。

2．北沙參为繖形科二年生草本植物的干燥根。呈長条形，質坚硬而緻密，經加工去掉粗皮，故表面光滑明亮，淡黃色，半透明样，断面細緻有粉性。

性味与归經　甘、淡、微寒，入肺、胃經。

功效与应用　1．潤肺止咳：用于肺虛有热而咳嗽的証候，多与麦冬、阿膠等配伍。

2．养胃生津：用于溫热病后陰虛津亏，口干食減等証，常与麦冬、玉竹等葯同用。

用量　2—6錢。

禁忌　反藜蘆。

西　洋　参

为五加科植物，以干燥根入葯。呈圓柱状，略帶紡錘形，常有2—4个分枝，上端附有根头，並有环紋，內外皆为米色，有暗色形成層环。

性味与归經　苦、甘、凉，入肺、胃經。

功效与应用　1．补肺清热：常用于肺虛劳热，喘咳咯血等証，多与知母、天冬等葯配伍。

2．养胃生津：用于热病后期肺胃津枯，煩渴少气等証，常与麦冬、五味子等葯配伍。

用量　2—3 錢。

禁忌　反藜蘆。

天 門 冬

为百合科多年生蔓草，以干燥塊根供葯用。呈紡錘形，皮細肉厚肥大，表面淡黃色，內部白色，頗类百部，多脂液，粘膩。

性味与归經　甘、苦、大寒，入肺經。

功效与应用　养陰清热，主要用于陰虛內热，津枯口渴，肺热燥咳，气逆咯血等証，常与麦冬、生地等配伍。

用量　2—8 錢。

禁忌　脾胃虛弱作泄瀉者忌用。

麦 門 冬

为百合科多年常綠草本植物小叶麦冬之干燥塊根。呈紡錘形，外表肉質黃白色，微有皺紋，中有木質样心一条。

性味与归經　甘、微苦、微寒，入心、肺、胃經。

功效与应用　清热除煩，养陰潤燥，用于陰虛內热，津枯口渴，及心煩燥咳，痰稠气逆，或热病伤津便祕等証，常与人参、生地、天冬等葯配伍。

用量　2—6 錢。

禁忌　脾胃虛寒，大便溏瀉或有湿者忌用。

百 合

为百合科多年生草本，以地下鱗莖入葯。鱗瓣边緣常微有扭曲，色黃白而有光亮，瓣內有数条縱白文理，質脆易折，断面整齐，帶粉性。

性味与归經　甘、淡、微寒，入心、肺經。

功效与应用 1．潤肺益气：用于气虛或肺燥咳嗽，每与蜂蜜或知母、貝母等同用。

2．清心安神：用于热病后，余热未清，神昏恍惚，莫名所苦的百合病，常与知母、地黃等同用。

用量· 2—4錢。

禁忌 風寒痰嗽及中寒便滑者忌用。

葳　　蕤（玉竹）

为百合科黃精屬多年生草本，以干燥根莖供葯用。呈淡黃色扁平状，全休皺縮，有明显的环紋，質柔軟，有粘性，横断面呈纖維性。生用或蜜炙用。

性味与归經 甘、微寒，入肺、胃經。

功效与应用 养陰潤燥，生津止渴，适用于肺胃陰伤、煩渴、燥咳、短气等証，常与麦冬、沙参等葯同用。

用量 1.5—3 錢。

禁忌 脾虛有痰湿者忌用。

石　·　斛

为蘭科常綠草本植物，以莖入葯用。鮮品与干燥品均用。鮮品莖圓而外有鉄色薄衣的，称为鉄皮石斛；若莖略扁而外皮黃綠色的，称为金釵石斛。干燥品質堅实，多皺縮。

性味与归經 甘、淡、微寒，入肺、胃經。

功效与应用 养陰生津，治热病伤陰，口干燥渴，或虛热未退者，常与鮮地黃、麦冬、天花粉等葯配伍。

用量 2—4 錢。

女 貞 子（冬青子）

为木樨科木本植物冬青树的成熟果实。干燥品略似腎形，長約 2—3 分，外表紫黑色，有皺縮，內色黃赤，种仁黃白色而油潤。

性味与归經 甘、凉，入肝、腎經

功效与应用 滋肝益腎，烏須明目，治肝腎陰虛，須髮早白，目昏耳鳴，及陰虛陽亢，眩暈头痛等証，常与桑椹、旱蓮草、地黃等葯配伍。

用量 2—6 錢。

禁忌 脾胃虛寒作瀉者忌用。

龟 板 附：龟板胶

为爬行綱龟科动物烏龟的腹甲。有縱横溝，褐色，被有角質層，具光澤，大小不一，質堅实，而自縱横溝之縫合处裂开。生用或以醋或酒炒用，亦有塗酥炙黃用者。

性味与归經 咸、甘、平，入腎、肝經。

功效与应用 1. 滋陰潛陽：用于腎陰不足，骨蒸劳热或陰虛陽亢，以及溫热病后津液不足，变生風象等証，常与地黃、牡蠣、白芍、阿膠等葯物配伍。

2. 益腎健骨：用于腎陰不足之腰膝痿弱，筋骨不健及小兒顖門不合等証，常与虎骨、熟地等葯合用。

用量 3 錢—1 兩。

附：龟 板 膠

龟板膠系以龟板煎熬所得之膠，其性味归經与龟板同，但滋养之性过之，能补血，止血，对腎陰不足所致的痿弱、崩漏等証尤效。

鱉 甲

为爬行綱鱉科动物鱉之背甲。質堅硬，背表面綠褐色，微隆起，内表面白色，左右各有甲板尖八枚，伸出于背甲之外，甲板間有鋸齒状銜接縫，易自接縫处裂开。生用或以醋炙黃用。

性味与归經 咸、平，入肝、脾經。

功效与应用 1. 滋陰退热：适用于陰虛發热，骨蒸盜汗等証，常与龟板、地黄、玉竹等药配伍。

2．散結消痞：适用于胸胁积聚作痛，或久瘧、瘧母等証，常与三稜、莪朮等药同用。

用量 3—4 錢。

第十四章 消导药类

凡能消化食物，导行积滯的药物，属于消导药类。

消导药适用于宿食不消，胸脘脹悶，不思飲食，噯气吞酸，噁心嘔吐，大便失常等証。

萊菔子

十字花科，一年生或越年生草本植物萊菔的种子。呈稍扁的卵圓形，外表赤褐色，平滑，种皮較薄，种仁淡黃色，富含油脂。生用或炒后用。

性味与归經 辛、甘、平，入脾、胃、肺經。

功效与应用 1．消食行滯：常用于食积飽脹，胃脘痞痛，噯气吞酸，腹痛泄瀉等証，每与神曲、麦芽、山査配伍。

2．祛痰降气：用于痰嗽喘逆等症，常与苏子、白芥子或陈皮、半夏等配伍。生用能湧吐痰涎，炒用則降气祛痰。

用量 2—4 錢。丸散剂酌减。

禁忌 气虛者忌用。

山 査

为薔薇科落叶灌木，以成熟果实入药。果皮皺縮如網状，有种子五粒，晒干或压扁即山査。用火焙焦外層者为焦山査；炒炭存性用，名为山査炭。

性味与归經 酸、甘、微溫，入脾、胃、肝經。

功效与应用 1．消食积：多用于肉食积滯，脘脹腹痛等症，可單用，或与麦芽、青皮等配伍。

2. 散瘀滯：用于产后兒枕痛，惡露不尽等証，單煎汁入沙糖服，或伍当归、延胡索、川芎、益母草等。

用量 2—4 錢。

神 曲

將几种药物混合一处，經發酵处理釀制而成。呈八分至一寸許的長方形小塊，外表土黄色，粗糙不平。

性味与归經 甘、辛、溫，入脾、胃經。

功效与应用 1. 消食行滯：用于飲食积滯、消化不良等証，常与麦芽、陈皮、枳壳等合用。

2. 丸药中有金石药品，难于消化吸收，或胃弱患者服丸药时，均可用本品糊丸。

用量 2—3 錢，丸散剂用量可酌減。

麦 芽

禾本科植物大麦的穎果（麦粒）經水浸复盖發芽而成。頂端露出芽苗，基部有多数須根，穎果之破碎面类白色，粉状。生用或炒用。

性味与归經 咸、溫，入脾、胃經。

功效与应用 消食和中：用于面食积滯，消化不良，小兒吐乳等証，常与神曲、白朮、陈皮等配伍。此外，有用于回乳者，治产妇無子食乳，乳脹痛，發热惡寒之証，大麦蘗二兩，生用煎服或炒为末，每服五錢，白湯下。

用量 2 錢—1 兩。

禁忌 授乳妇不宜用。

谷 芽

禾本科植物粳稻的穎果稻粒，經水浸發芽而成，基部有長短不定的須根，先端遺留着弯曲的胚芽，內部种子破碎面呈灰白色，粉質。生用或炒用。

性味与归經　甘、溫、無毒，入脾、胃經。

功效与应用　消食和中，用于消化不良，飲食減少，或食滯作瀉等証，常与砂仁、白朮等葯配伍。其作用較麦芽緩。

用量　2—5錢。

鷄　內　金

鷄肫內的黄皮，即鷄的胃內膜。呈不規則的橢圓形，剖开面向內卷曲，質脆易碎，有众多皺紋。生用或以砂拌炒后研末用。

性味与归經　甘、平、濇，入脾、胃、膀胱經。

功效与应用　1. 消食积：用于飲食停滯，食少腹痛，或泄瀉等証，常与白朮、神曲等葯配伍。

2. 止遺溺：用于小兒遺尿証，單用或入复方。

用量　1—3錢。多作丸散剂用。

第十五章　順气化痰葯类

能調順肺气，化痰利咳，降气定喘的葯物，屬于順气化痰葯类。

順气化痰葯主要适用于肺气不宁，咳痰不利，或痰鳴气喘等証。其中有些葯物还可用于風痰眩暈，癲癇惊厥及痰核瘰癧，痰湿流注等証。

半　夏

天南星科半夏屬多年生草本植物，葯用其地下塊莖。呈类球形，一面較平，凹入呈臼狀，另一面球形，直徑 1.5—5 公分，外表类白色，常有部分棕色栓皮殘留，質坚脆，断面白色粉状，無臭，尝之刺激喉舌。

生半夏一般要經过炮制后用，常見的制法有以下几种：

①姜半夏：以湯泡浸七日，晒干切片，姜汁拌。

②法半夏：用大半夏，湯洗焙干，先后以濃米泔、白矾、鉛白霜浸制，焙干供药用。

③清半夏：以半夏入水中漂5—7日，再以明矾粉、生姜片腌制后漂除矾質，晒干备用。

性味与归經 辛、溫、有毒，入脾、胃經。

功效与应用 1．燥湿化痰：用于咳嗽气逆、湿痰壅滞之証，常用法半夏与茯苓、陈皮配伍。

2．消痞散結：用于胸痞腹滿作痛，或气逆痰結，瘿瘰痰咳等証，常用法半夏或清半夏与瓜蔞、厚朴等同用。

3． 降逆止嘔：用于嘔吐或噦逆等証，常用姜半夏与生姜、竹茹等配伍。

用量 1—3錢。

禁忌 陰亏干咳，津伤口渴及热痰稠粘等証，均不宜用。反烏头。

天 南 星

天南星科多年生草本植物，药用其地下塊莖。干燥塊莖为大小不一之扁球形塊状物，質坚硬，頂端凹入如臼状，系芽痕或莖痕，四圍有殘留之根痕窩点，底面平圓，外表粗糙，灰白色或黄白色，断面类白色，粉性，無臭，尝之辛烈，戟人喉舌。生南星加生姜片和匀煮透即为制南星；若將制南星研末，拌浸于牛胆汁中，日晒夜露后，装入牛胆囊中，悬掛阴干，即为胆南星。

性味与归經 苦、辛、溫，有大毒，入肺、肝、脾經。

功效与应用 1．祛風痰，解痙攣：①用于頑痰咳嗽，胸悶不爽等証，多用制南星与半夏、陈皮等配伍。②用于風痰眩暈，癲癇，口眼喎斜，手足痙攣，以及破伤風口噤强直等証，多用生南星或制南星同半夏、白附子等药配伍。③用于痰热惊搐之証，多用胆南星与牛黄、全蠍等合用。

2．消腫毒：用于痈腫瘡毒等証，多外敷以消腫定痛。

用量 制南星、胆南星1—2錢。生南星多入丸、散剂，一次量

1—4分。

禁忌 陰虛燥痰及妊妇忌用。

白 芥 子

十字花科 一年生或越年生草本白芥植物的成熟种子。呈类球形，外表黄白色，种皮較薄，种仁黃綠色，富含油脂，有特殊的辛辣气味。多炒香搗碎用。

性味与归經 辛、溫，入肺經。

功效与应用 1. 祛痰利气：用于寒痰壅滯，胸胁支滿，咳嗽上气等証，多与白朮、甘遂、苏子等葯合用。

2. 散結止痛：用于痰注肢体，关节疼痛等証，常和桂心、沒葯等品配用。

用量 1—2錢。丸、散剂減半。

禁忌 久嗽肺虛，陰虛火亢者忌用。

旋 复 花

为菊科多年生草本植物，葯用其干燥花。全花呈扁球形，总苞之苞片数層，披針形，下有花柄殘基，外層舌状花冠綫形，金黃色，內層花冠筒形，略具特異香味，內含多数淡黃色种子，具絨毛状种毛。

性味与归經 咸、溫，入肺、大腸經。

功效与应用 1. 順气化痰：用于痰壅气逆，喘嗽胸痞等証，常与檳榔、半夏、前胡等葯配伍。

2. 降逆止嘔：用于嘔吐、噫气、心下痞等証，常与半夏、赭石、生姜等葯同用。

用量 1—4錢。

禁忌 陰虛劳嗽，風热燥咳忌用；虛弱人及便溏者不宜用。

白 前

蘿藦科多年生草本植物，以其干燥根，根莖及部分地上莖供葯用。莖干圓柱形，外表灰黃或黃褐色，断面中空如管，內壁白色。根莖連生于莖干下部，节部膨大，散生多数須根及殘留的白色根痕，外表黃褐或赤褐；質堅，节部断面色黃白而充实，节間断面則多数仍为管状。

性味与归經 辛、甘、微溫，入肺經。

功效与应用 順气化痰，主要用于肺气壅实，咳嗽多痰等証，常与紫菀、半夏等葯同用。

用量 1.5—2 錢。

前　　胡

繖形科多年生草本植物，葯用其根。根呈倒圓錐形，分枝少，長約 1—3 寸，頂端有莖的殘基，全体表面具有皺紋，并有散在的突起根痕，黑褐色，質輕松，易折断，断面黃白色。生用或蜜炙用。

性味与归經 辛、苦、寒，入肺經。

功效与应用 1. 降气下痰：适用于肺气不降的痰稠喘滿証，常与貝母、桑皮、桔梗等葯配伍。

2. 宣散風热：治風热郁肺咳嗽的証候，常与桑叶、薄荷等配伍。

用量 1—3 錢。

瓜　　蔞 附：天花粉

葫蘆科多年生攀援性藤本植物，以果实入葯。又有全瓜蔞、瓜蔞壳、瓜蔞子分用者。瓜壳边緣常向內捲，背面隆起，具皺摺，色黃赤，內为淡黃褐色，具網状脉紋，質輕脆，嗅之有悶气；瓜蔞子扁平，作卵圆形，环边一周略凹下，种皮淡黃褐色而坚厚，种仁类白色，富含油脂，有特殊悶气，較瓜壳为甚。瓜壳生用或炒用，瓜蔞仁多炒搗入葯。

性味与归經 甘、寒，入肺、大腸經。

功效与应用 1. 开胸散結，清热化痰：用于热痰咳嗽喘滿等証，常用瓜壳或瓜仁与貝母、杏仁、桔梗等葯配伍；用于胸痞及結胸等証，常用全瓜蔞，与半夏等葯同用；用于乳痈初起，腫痛結硬未成膿者，多以全瓜蔞与蒲公英、乳香、沒葯等品配伍。

2．滑腸通便：瓜蔞仁可用于郁热腸燥便秘証，常与枳壳、杏仁、麻仁等同用。

用量 全瓜蔞2—6錢；皮2—4錢；仁2—5錢。

禁忌 寒飲及脾虛作瀉者忌用。反烏头。

附：天花粉

瓜蔞之根，为圓柱形或不规則形，外表黄白色，質坚而重，粉質，不易折，無臭無味。

性味与归經 甘、微苦、酸、微寒，入肺、胃經。

功效与应用 1．清热生津：适用于热証津伤口渴者，可單用或与知母等葯配伍。

2．解毒消腫：用于痈腫瘡瘍，常与銀花、貝母、乳香等葯同用，或与滑石为末水調外敷。

用量 1—4錢。

禁忌 脾胃虛寒者忌用。

貝　母

百合科植物，浙貝母，川貝母的干燥鳞莖。

1．浙貝母：呈扁圓球形，直徑約6分—1寸，由肥厚而大的两片鳞叶及其中包含小鳞叶数片所組成，色粉白，富粉質而脆。

2．川貝母：呈类圓錐球形，底闊頂尖，長約2—3分，由大小二片鳞叶及其中包含2—3个小鳞叶所組成，平滑清潔，色白有光，富粉質。

性味与归經 川貝母苦、甘、微寒，浙貝母苦、寒，均入肺經。

功效与应用 川貝母清火散結不及浙貝母，而潤肺化痰止咳之力則过之。故陰虛或肺燥咳嗽，宜用川貝母；外感風热或痰火郁結咳嗽，宜用浙貝母。

1．止咳化痰：适用于痰热咳嗽等証，常与知母同用。

2．清热散結：适用于瘰癧痈腫，火郁痰結等証，多与天花粉、蒲公英、連翹、牡蠣等合用。

用量 1—4 錢。

禁忌 反烏头。

葶 藶 子

十字花科越年生草本植物，以种子入药。呈橢圓形而稍扁，長約半分，外表褐色，內無胚乳。微炒搗用。

性味与归經 辛、苦、大寒，入肺、膀胱經。

功效与应用 瀉肺行水：①用于痰涎壅滯，气逆喘咳实証，常与附子或大棗配伍应用。②用于实証水腫，及胸腹积水而小便不利之証，常与防己、大黃等药合用。

用量 1—3 錢。若为丸、散当减半。

禁忌 肺虛喘促，脾虛腫滿，气虛小便不利者，均应忌用。

天 竹 黃

禾本科多年生植物苦竹或淡竹节孔中生成之塊状物，是竹受病后的分泌物所結成，为不規則多角形的塊状或片状，表面乳白色或灰褐色，斷面多光亮，質輕脆，易击碎。

性味与归經 甘、寒，入肝、肺經。

功效与应用 清热豁痰，涼肝定惊，适用于痰热惊搐，中風痰壅，小兒急惊等証，常与姜蚕、全蠍、龙胆草、青黛等配伍应用。

用量 1—3 錢。宜入丸、散剂。

海 蛤 壳

海产蛤类海蛤之貝壳。种类頗多，常見者为帘蛤科青蛤之貝壳。近于圓形，長約 6 分至 1 寸余，表面有細密的环状生長綫紋，黃色或黃赤色，微有光澤，壳內平滑，色白有光，質薄而堅。生搗或煅搗为粉，水飞研極細末用。

性味与归經 苦、咸、平，入肺經。

功效与应用 1. 清热化痰：用于頑固的痰嗽喘滿，或痰火郁結的胸胁疼痛之証，常与瓜蔞仁、橘皮等配伍。

2．消癭散結：用于癭瘤痰核等証，常与昆布、海藻等合用。

用量 1—3 錢。多入丸、散剂。

桔　梗

桔梗科多年生草本植物，葯用干燥根。微弯曲，長約 2—5 寸，上端較膨大，具深而紐曲的皺紋，有蘆头与枝根瘢痕，下端較小，具須根断痕，質輕松，易折断，外表淡黃白色，断面粗糙，类白色。

性味与归經 苦、辛、平，入肺經。

功效与应用 1．宣肺祛痰：用于咳嗽痰多之証，常与貝母、陈皮等葯配伍。又可用于下痢里急后重等証，常与枳壳等葯配伍。

2．排膿：适用于肺痈咳逆，胸滿吐膿等証，常与貝母、甘草等葯合用。

用量 1—3 錢。

杏　仁

薔薇科落叶乔木杏的成熟种子的核仁，分苦杏仁、甜杏仁二种。

苦杏仁：呈扁平心臟形，頂端略尖，基部不对称，長約 3—5 分，寬約2—4 分，外皮黃棕色，自基部向上有褐色条紋。下方側面脊稜上有長条形的种臍，除去种皮，內为两片白色子叶。

甜杏仁：亦呈扁平心臟形，基部鈍圓，左右略对称。

用时均宜搗碎，或去皮尖。

性味与归經 苦杏仁辛、苦、溫，有小毒；甜杏仁甘、平，無毒。入肺、大腸經。

功效与应用

1．順气潤肺、止咳定喘：苦杏仁多用于咳逆上气喘促等証，常与麻黃等葯配伍；甜杏仁多用于虛咳。

2．潤腸通便：用于老人或产后腸燥便秘之証，常与桃仁、麻仁等葯合用。

用量　1—3 錢。

苏　　子

唇形科一年生草本植物紫苏的种子。呈卵形，長約 0.5—1 分，外表灰褐色或黄褐色，有微突起的網状紋，种仁黄白色，富含油脂。另有一种白苏子，色灰白而較大。生用或炒用，用时須搗碎。

性味与归經　辛、溫，入肺經。

功效与应用　1. 降气消痰、止咳平喘：适用于气逆痰盛、咳嗽喘促等証，常与厚朴、半夏、橘皮等葯合用。

2. 順气寬腸：用于胸膈不利，腸燥便秘之証，每与麻仁、杏仁等配伍。

用量　1—4 錢。

禁忌　腸滑气虛者忌用。

款 冬 花

菊科款冬屬多年生草本植物，以未开放的干燥花蕾供葯用。呈棒状，不甚整齐，黄棕色，長約 3—4 分，外被多数膜質淡紫色鱗状苞片，內層苞片黄色，質輕松，折断有白色絮状絲。生用或蜜炙用。

性味与归經　辛、溫，入肺經。

功效与应用　下气止咳，适用于咳逆上气等証，常与貝母、知母等葯同用。

用量　1—4 錢。

紫　　菀

菊科紫菀屬多年生草本植物，根及須根供葯用。根上叢生須根，細長而柔軟，不易折断，外表色紫，有細縱皺。生用或蜜炙用。

性味与归經　辛、苦、溫，入肺經。

功效与应用　化痰止嗽，常用于久咳不止等証，每与百部、烏梅等合用。亦可用于咳嗽陰虛者，每与知母、貝母、阿膠、人参配伍应用。

用量 1—4 錢。

馬 兜 鈴

馬兜鈴科多年生蔓草，以果实入葯。呈卵圓形，長約 1—1.5 寸，粗約7—8分，外表暗褐色，有縫綫六条，果柄細長，位于較小的一端，內黃白色，室壁膜質，質脆易碎，种子扁平有翅，略呈三角形，橫向層疊生長于蒴果內。生用或蜜炙用。

性味与归經 苦、微辛、寒，入肺經。

功效与应用 清肺降气，止咳平喘，适用于肺热咳喘，或气逆咳喘等証，常与苏子、杏仁、款冬花等葯同用。

用量 1—3 錢。

禁忌 虛寒咳嗽及外感咳嗽者不宜用。

枇 杷 叶

薔薇科植物枇杷的干燥叶片。呈長橢圓形，長約 4—6 寸，寬約 1.5—2寸，表面光滑，黑褐色，主脉明显，側脉微凹，不甚显著，背面微褐，密被黃色絨毛，叶厚革質，边緣有疏鋸齿，易破裂。火炕去毛，生用或蜜炙用。

性味与归經 苦、平，入肺、胃經。

功效与应用 清肺止咳，和胃降气，适用于肺热咳嗽，嘔噦口渴等証，常与杏仁、桑白皮、生姜等葯配伍。

用量 2—4 錢。

百 部

百部科多年生草本植物百部的干燥塊根。常呈紡錘状，長約 2—4 寸，粗2—3分，外表黃白色或灰黃色，皺縮深，显不規則深縱溝，質輕脆。生用或蜜炙用。

性味与归經 甘、苦、微溫，入肺經。

功效与应用 1. 止咳：对新久咳嗽都有疗效，常与麻黃、杏仁、貝母、石膏等葯配伍应用。

2．杀虫：对人畜生蝨，可制为 20% 的醇浸液，或50%的水煎液应用，并可作杀灭农作物害虫用。

用量 1—3 錢。

〔附〕常　山

虎耳草科落叶小灌木黄常山之根。干燥根作圓柱形，常弯曲，头大尾細，下部多分枝，枯瘦光滑如鷄骨，質坚硬，表面有細皺紋，断面黄白色，有菊花紋理。酒炒、酒浸、蒸熟或砂鍋炒熟。

性味与归經 苦、辛、微寒，有小毒，入肺、肝經。

功效与应用 1．截瘧：治瘧疾，多与知母、貝母、草果、檳榔等葯合用。

2．湧吐痰飲：治胸中痰飲壅塞，可配合甘草，蜜煮湯溫服，取吐。

用量 1.5—3 錢。

禁忌 虛人愼用。忌葱、菘菜。

第十六章　收斂固濇葯类

以收斂固濇为主要作用，具有斂汗、止瀉、固精、濇小便、止血、止帶下等功效的葯物，屬于收斂固濇葯类。

收斂固濇葯适用于自汗、盜汗、瀉痢、脫肛、遺精、滑精、小便頻数或遺尿，以及失血、崩漏、帶下等滑脫不禁的証候。

若实邪未衰而有以上証狀者，一般不宜过早使用收斂固濇葯，以免留邪貽患。

山 茱 萸

为山茱萸科落叶小乔木，以果实入药。長橢圓形，商品为已除去种子的扁長橢圓形果实，上端有去核的破口，皮肉紫紅色，表面多皺縮，具光澤，質柔潤，嗅之有香甜气。

性味与归經 酸、微溫，濇，入肝、腎經。

功效与应用 1. 收斂固濇：治肝腎不足，遺精，盜汗，小便頻數，咳血，崩漏等証，常与龙骨、牡蠣等葯配伍。

2. 滋补肝腎：治肝腎不足，腰痛，耳鳴，眩暈，目暗，陽萎等証，常与熟地、山葯、杜仲等葯配伍。

用量 2—4 錢。

赤 石 脂

为矿土类之石脂。色紅褐，塊状，易碎。細膩粘舌者良。研粉水飞用，或火煅水飞用。

性味与归經 甘、溫、濇，入心、大腸經。

功效与应用 1. 濇腸止瀉：用于虛寒久瀉不止，或兼有出血的証狀，常与干姜、粳米等葯配伍。

2. 收斂止血：治崩漏下血，可配伍側柏叶、烏賊骨燒煅为末服。

用量 2—8錢。

禁忌 实热証忌用。

烏 梅

为薔薇科植物梅的未成熟果实（青梅）熏制而成。核果，球形，熟时黃綠色似杏，加工处理后，外表黑褐色，柔軟皺縮，核棕黃色，質堅硬。生用，炒炭或去核用。

性味与归經 酸、平，入肝、肺、大腸經。

功效与应用 1.濇腸止瀉：治久痢滑瀉之症，常与肉豆蔻、訶黎勒等配伍。

2．斂肺止咳：用于久咳不止，常配伍半夏、杏仁、阿膠等。

3．和胃安蛔：治嘔吐、吐蛔等証，每与黄連、黄柏、干姜、細辛、花椒等葯配伍。

4．生津止渴：用于虛热口渴証，多与花粉、人参、麦冬等配伍。

用量 1—3錢。

禁忌 湿热未尽之吐利及肺热咳嗽忌用。

肉 豆 蔻

为肉豆蔻科植物肉豆蔻的成熟种子。果实为肉質核果，呈卵圓形，黄色，种子1枚，外有坚質种壳，种仁灰褐色，多網状脉絡，横断面有花紋。用时以面裹煨去油。

性味与归經 辛、溫，入胃、大腸經。

功效与应用 1．收澁止瀉：适用于久瀉不止，或五更作瀉等，常与木香、大棗、破故紙、吳茱萸、五味子等同用。

2．溫胃行气：用于食慾不佳，或脾胃虛寒，胸腹冷痛等症，常配伍木香、姜制半夏等葯。

用量 1—3錢。散剂5分—1錢。

禁忌 热瀉、热痢忌用。

五 味 子

为木蘭科植物，以成熟果实入葯用。一般分北五味子和南五味子二种，入葯以北五味子为优。北五味子为不規則球形或扁球形漿果，干燥后表面皺縮，紫黑有光，內藏橙黄色腎形种子一至二个。

性味与归經 酸、溫，入肺、腎經。

功效与应用 1．斂咳定喘：治肺虛或腎不納气而致之咳逆气喘，咳血等証，常与地黄、山萸肉、山葯等葯同用。

2．澁精止瀉：用于精滑不固及五更泄瀉等証，常与桑螵蛸、龙骨、补骨脂、肉豆蔻、吴茱萸等葯同用。

3．生津斂汗：用治气弱津涸作渴，或陰虛盜汗之証，常与人参、麦冬等葯同用。

4．近代医家有以五味子应用于失眠、健忘等証的。

用量　5分—2錢。

禁忌　有表邪及实热盛者均須愼用。

烏 賊 骨

为軟体动物烏賊魚的脊骨。两端較尖，中部膨大，長3至5寸，寬1至2寸，厚2至5分，色白質松，背面微隆起，被有坚硬的石灰質層。

性味与归經　咸、微溫，入肝、腎經。

功效与应用　1.止血止帶：用于妇人血崩或漏下，常与茜草同用；治赤白帶下，配伍白芷、血余炭等葯同用。

2．固精：治遺精早泄之証，常与山茱萸、龙骨、牡蠣等葯配伍。

3．斂瘡：治瘡瘍多膿，每單用为末敷；火毒重者，可配伍黃柏、黃連之屬。

又近人以烏賊骨配象貝母，治胃痛吞酸有效。

用量　1—4錢。

芡 实

为睡蓮科芡屬一年生草本植物，以其种子入葯。直徑約二分，基部平而頂端鈍圓，种皮褐色，去皮則全白色。

性味与归經　甘、平、濇，入脾、腎經。

功效与应用　1．补脾止瀉：适用于脾虛不运，泄瀉久利之証，常与山葯、茯苓、党参、白朮等配伍。

2．濇精止帶：治精滑不固，夢遺早泄，及小便頻數，帶下等証，常与金樱子、白果、龙骨、山葯等配伍。

用量　3—5錢。

蓮　　子 附：蓮須

为睡蓮科植物蓮的种子。長約四、五分，卵圓形，皮褐色，种仁二瓣，类白色。去心用。

性味与归經　甘、平、濇，入脾、腎、心經。

功效与应用　1. 养心固腎；治心腎不交，或下焦虛損，不能固密而遺精白濁，崩漏帶下等証，常与沙苑蒺藜、芡实、蓮須、龙骨、牡蠣等同用。

2. 补脾濇腸：治久痢，虛泄等証，每与白朮、茯苓陈倉米等併用。

用量　2—4錢。

禁忌　濕热壅滯，大便結燥者不宜用。

附：蓮　　須(蓮蕊)

为荷花的花蕊。

性味与归經　甘、平、濇，入心、腎經。

功效与应用　固精止帶，适用于腎虛滑精、遺精、及尿頻、遺溺、白帶等証。常与龙骨、牡蠣、芡实、沙苑蒺藜等葯配伍。

用量　5分—2錢。

桑　螵　蛸

为直翅类昆虫螳螂在桑树上所作的藏卵之巢。呈狹長卵圓形，長約寸許，甚輕，能浮于水面。色淡黃或微呈黑褐色，附着树枝一面有縱深凹槽，背面中央有縱棱一条凸起，內藏多数卵子，卵壳紅褐色，破裂則見有黃白色之卵子。

性味与归經　甘、咸、平，入肝、腎經。

功效与应用　补腎固精、止濇小便，主要用于腎陽不足所致的遺溺，小便頻数，及遺精，早泄等証。單用或与黃芪、鹿茸、牡蠣等配伍。

用量 1—3錢。宜入丸、散剂。

金 樱 子

为蔷薇科多年生草本，以其果实入葯。其果成熟后，呈紅黄色，一端鈍圓，一端微尖，中部膨大，全身被刺，种皮內藏多数淡黄色种子，有淡黄色細毛被于种子外表。

性味与归經 酸、平、濇，入腎經。

功效与应用 濇精止帶：治腎虛滑精，小便頻数，妇女帶下等証，可單用，熬膏服，或与芡实、蓮蕊、蓮子等配伍。

用量 1—6錢。

五 倍 子

系漆树科植物鹽膚木叶上干燥虫癭，由五倍子蚜虫寄生而形成。形状不規則，有略呈圓形者，有形如菱角者，外表灰褐色，密生短絨毛，壳薄中空，有灰色和褐色的粉霜。

性味与归經 酸、平，入肺、大腸經。

功效与应用 收斂固濇：可用于久瀉，虛汗，久嗽，輕度出血，脫肛及子腸墜出等証，并外用斂潰瘡疥瘍。常与訶子、明矾、五味子、烏梅、罌粟壳等葯配伍。

用量 5分—2錢。

銀 杏（白果）

为銀杏科植物，以成熟干燥果实入葯。外被有惡臭和辛味的假种皮，內有堅壳类白色，呈橢圓形，有二棱，壳內有淡黄色种仁，質軟。

性味与归經 甘、苦、平、濇，入肺經。

功效与应用 1．斂肺定喘：适用于喘咳多痰之証，常配伍麻黄、杏仁、桑白皮等葯。

2．濇精止帶：用治帶下赤白，小便頻数，白濁等証，常与蓮肉、烏賊骨、山葯、芡实等同用。

用量 1—4錢。

禁忌 喘咳痰稠者不宜單用本品。

麻黃根

系麻黃之根，形态弯曲不直，节間突起，皮黃赤色。

性味与归經 甘、平，入肺經。

功效与应用 斂汗，适用于自汗、盜汗等証，常与黃芪、浮小麦、牡蠣同用。亦可与牡蠣粉、米粉等为極細末，外用止汗。

用量 1—3錢。

明礬

为矿物矾石。無色透明八面形之結晶塊，被以白粉，能溶于水，受高热則失去水分而膨脹，成为輕松似海綿之塊，称为“枯矾”。

性味与归經 酸、寒，入脾經。

功效与应用 1．收斂止血，清腸止瀉，用治久瀉不止，及便血、崩漏、帶下等証，多与五倍子、訶子、地榆等葯同用。

2．解毒斂瘡：用治痈疽腫毒，多外用枯矾。如治牛皮癬瘡，以石榴皮蘸枯矾末擦之；治聤耳与黃丹为末吹患处。

3．除風痰：喉間声如牽鋸者，配伍半夏、猪牙皂角、甘草、姜汁灌服。

用量 2分—1錢。

刺蝟皮

为哺乳綱蝟科动物刺蝟之皮。除腹部有軟毛外，全体叢生褐色針状之刺毛，質硬，長約三、四分。

性味与归經 苦、平，入大腸經。

功效与应用 收斂止血，治痔瘡出血，可內服亦可外用，每与穿山甲、肉豆蔻、槐角子、当归等同用。

用量 2—4錢。

藕　节

为蓮藕的地下莖节。干燥品呈短节状，表面灰棕色，有须根痕跡，体輕，断面有多数小孔。

性味与归經 甘、澀、平，入肝經。

功效与应用 收斂止血。适用于吐血、便血、血淋等出血証，常与側柏叶，白芨等同用。

用量 3—5錢，鮮者1—2兩。

艾　叶

为菊科多年生草本，葯用其叶。叶羽状分裂，面綠色，干燥品呈灰綠色，背白色，有茸毛，質柔軟，气清芬。生用，炒炭用，或搗絨用。

性味与归經 苦、辛、溫，入肝經。

功效与应用 溫經止血，适用于虛寒性的崩漏、吐血、及腹痛的証候。治崩漏、吐血，每与阿膠同用；治月經不調及腹痛，則常与香附、当归等配伍。此外本品又是作溫灸的主要材料。

用量 1—3錢。

三　七

为五加科人參屬多年生草本，葯用其干燥根。干燥品呈紡錘形，或为倒圓錐形，長約5—12分，粗約2—5分。外表微黃，具皺紋，帶光澤，質堅实，不易折断，断面黃褐色或黃白色。破碎后，皮部易与木部分离。生用止血，酒浸活血行瘀。

性味与归經 甘、微苦、溫，入肝、胃經。

功效与应用 止血行瘀，消腫定痛，适用于人体內外各部的出血証。如吐血、衄血、血痢、便血、血崩，及創伤折跌，瘀滯疼痛等証。多單用，亦可与花蕊石合用以治吐、衄、二便下血等証。

用量 1—3錢。

白 芨

为蘭科多年生草本，以地下塊莖入葯。干燥塊莖形状不規則，略作鷹爪状，扁平，長約7—8分，外表黄白色，微有縱皺，質坚韧，难折断，断面黄白色，嚼之粘齿。

性味与归經 苦、甘、微寒，入肺經。

功效与应用 1．收斂止血：治咯血、咳血及鼻衄証，單用或与阿膠、地黄等葯配伍。

2．收斂生肌：研末，外敷刀伤及手足皸裂。

用量 1—5錢。

禁忌 反烏头。

仙 鶴 草

薔薇科龙芽草屬多年生草本植物，葯用全草。全体被有白色細毛，奇数羽状复叶，有細鋸齿緣，总状花序，頂生，开五瓣黄色小花，果实具鈎刺。制剂有仙鶴草素片剂或注射剂。

性味与归經 甘、涼，入肺、肝、脾經。

功效与应用 止血：适用于吐血、衄血、下血、崩漏等出血証，可單用，或与白芨、茅根等葯配伍。

用量 2—6錢。

第十七章 驅虫葯类

以驅逐腸寄生虫为主要功效的葯物，屬于驅虫葯类。腸寄生虫的种类很多，因而患者各具特殊証候，但亦有共同之点。如肚腹脹痛，嘔吐涎沫，不思飲食，或嗜食易飢，或喜食泥土異物，面色銚白，或面黄而色澤深淺不勻，呈斑塊狀，或肛門搔痒。此际，若給以适宜的驅虫葯，則虫去而証狀亦隨之消除。

服驅虫葯应当在空腹时服下，服葯后若虫未尽，可再服，体弱病者，应間隔兩三天再服。

使 君 子

使君子科蔓生灌木使君子的成熟果实。略似橄欖，但有五角棱，果皮茶棕色，平滑，有光澤，內有种子一枚，种皮黑褐色，种仁外表淡黃色，內面白色，富含油脂，断面类白色。用时当去壳。

性味与归經　甘、溫，入脾、胃經。

功效与应用　除蛔去虫，治小兒虫疳，面黃体弱，肢細腹大等証，單用或配伍蘆薈、蕪荑等葯应用。

用量　使君子肉1—3錢。

禁忌　胃弱患者宜愼用。若大量服，能引起呃逆、眩暈、嘔吐等反应。

苦楝根皮

系楝科落叶乔木苦楝树的根皮。根皮呈長条形不規則塊片，向內微卷，略呈槽状，長約四、五寸。外表栓皮紫褐色，粗糙，有屈曲的縱横裂紋，內面黃白色或黃褐色，較平坦，有細致縱紋理及撕裂的纖維条片，質脆，断面纖維性。

性味与归經　苦、寒，微毒，入肝、脾、胃經。

功效与应用　杀灭蛔虫，較使君子的效力强大，治小兒蛔虫單用楝根皮煮汁服，或与蕪荑等配伍。

用量　干燥的每次1—3錢；鮮者可用2—5錢。

檳　　榔

棕櫚科檳榔屬常綠乔木檳榔树的成熟果实。卵形或圓錐形，長八分至一寸余，直徑約五分至七分，横切面呈大理石样花紋，系由深棕色的种皮、外胚乳折合層与淡白色內胚乳交錯而成。

性味与归經 辛、苦、溫，入胃、大腸經。

功效与应用 1．杀虫：能杀灭多种腸寄生虫，以杀寸白虫卵的功效最好，并能以瀉下作用驅除虫体。單用本品为末服，或配伍木香、石榴根皮同用。

2．緩瀉消积：治食滯便秘，腹脹腹痛等証，常与陈皮、厚朴、茯苓等同用。

3．行水利气：治脚气疼痛，小便不利等証，常与紫苏、吳萸等同用。

用量 2—6錢。

雷　丸

菌类多孔菌科植物雷丸菌的干燥菌核。多寄生于干竹枯根上，呈不規律圓塊，小者如栗，大者如豆，質坚实而重，外表紅棕色或灰黑色，有微細隆起皺紋；破碎面粉白色或淺黃色。

性味与归經 苦、寒，入胃、大腸經。

功效与应用 杀虫，主要用于驅除寸白虫与蛔虫，單用或与牽牛子、檳榔、木香等配伍。

用量 1—3錢。

石榴根皮

安石榴科植物酸石榴树的根皮。干燥根皮为管形的卷片，或反曲的皮片，表面淡黃色或淡灰棕色，有皺紋；內面淡黃色，折断面平坦。

性味与归經 酸、溫，入肝、胃、大腸經。

功效与应用 杀虫，用于寸白虫及蛔虫病，單用煎服，但服后应給予芒硝等瀉下葯排除虫体。

用量 五分—3錢。

禁忌 服葯后忌服油类及含油脂的食物。

大　蒜

百合科植物，地下鳞茎入药。

性味与归經　辛、溫，入脾、胃經。

功效与应用　1．杀虫解毒：① 据近代临床观察，大蒜用于鈎虫病，有一定疗效，可与使君子、榧子等配成复方应用。② 外用治毒瘡腫毒，用独蒜头搗爛，麻油和，厚敷瘡上。治小兒白秃，用大蒜切片揩擦患部。

2．治痢疾瀉下：治冷痢，用大蒜配黄丹內服。治泄瀉暴痢、下痢、噤口及小兒泄痢，用大蒜搗貼兩足心。

近年来，对于大蒜临床应用及剂型方面的研究都有長足發展。例如用大蒜制成乳剂，外塗潰瘍，服食生大蒜，并用5％的大蒜浸液作存留灌腸，治疗阿米巴痢及杆菌痢，以及大蒜液气管滴注，治肺結核都获得疗效。

用量　3—5錢。

第十八章　外用药类

外用药是指外用方药中較常用的药物，虽然其中有些可供內服的，但以外用为主。其药效亦不出收澀、止血、消腫、解毒、化腐、生肌等范圍，适用于瘡瘍腫毒等証。

其使用法，有敷药、膏药、喉科吹药，及熏、洗、漬等法。虽是外用，有部分尚可滲入皮膚，使用不慎，易發生中毒現象。

石　硫　黄

为非金屬元素矿物。呈黄色或黄綠色的結晶塊状物，質重而松脆易碎，断面呈蜂窩状，有光澤，具特臭，遇火燃燒發出青烟，臭更甚，并有刺激性。以光亮、整齐、松脆而無杂質者入药。

性味与归經 酸、溫，入腎經。

功效与应用 1．解毒杀虫：常用于頑固惡瘡，漫腫不作膿，或皮破血流，湿爛，以及天泡等証，可与蕎麦粉伴清水調敷。

2．补火助陽：內服治臟寒冷秘、虛秘，以及老人气虛冷泄，常与半夏合用。

用量 內服5分—2錢。宜入丸、散剂。

禁忌 陰虛陽亢者忌用。畏朴硝。

雄　黄

为砷矿类的斜状結晶矿石。黄色或橙黄色結晶，呈粒状或葡萄状，为不透明固体。取色鮮黄質嫩者研細水飞用，忌見火。

性味与归經 辛、溫，有毒，入肝、胃經。

功效与应用 1．解毒：治瘡瘍疥癬，惡腫瘡毒，單用或配伍蟾酥等药；治蛇咬伤，同五灵脂为末酒調服二錢，并以药末塗患处。

2．杀虫：用于胃寒虫痛或虫聚为患，常配伍巴豆霜、苦楝根皮或牽牛、檳榔、大黄等药。

用量 內服一次量2—5厘。

禁忌 孕妇愼用。

輕　粉

系水銀升煉而成片状、針状或結晶状之粉末。色白，有光澤。

性味 辛、寒，有毒。

功效与应用 1．杀虫：治疥癬、楊梅瘡毒等証，常与青黛、珍珠同用，或配大楓子等为末外摻或內服。

2．逐水通便：适于水腫便閉的証候，常配伍大黄、牽牛、甘遂、大戟、芫花、青皮、陈皮等药內服。

本品内服，有强烈的毒性反应，入葯宜丸，或盛于膠囊内服，服后并要注意漱口，以防口腔糜爛。

用量 内服一次量1—4厘。

禁忌 孕妇忌用。

鉛　丹（黄丹）

是鉛的氧化物，为黄赤色的粉末。微火炒至紫色用。

性味与归經 辛、微寒，有毒，入心、脾、肝經。

功效与应用 1．收濇攻毒：治瘡瘍多膿，外用同枯矾、煅石膏等配伍。或作硬膏用。

2．截瘧，治瘧疾，内服單用或入复方与柴胡、青蒿等同用。

用量 内服一次量2—5分。

硼　砂

由含硼矿石提鍊而成，为白色透明之結晶体，呈碎塊状或粉末状，性脆易碎。

性味与归經 甘、咸、涼，入肺、胃經。

功效与应用 1．清热解毒：外用治咽喉腫痛腐爛，目赤腫痛諸証，常与冰片、玄明粉、甘草等同用。

2．清热化痰：内服治热咳痰稠、咳痰不利等証，常与青黛、海蛤等配伍。

用量 内服五分至一錢。

爐甘石

为金屬菱鋅矿石类。呈白色或褐色不透明長方形、六面形或鷄冠形之塊状。以其体松塊大，表面色白者入葯佳。用火煅醋淬，或置于罐内，用炭火煅赤后，淬于三黃湯内浸透晒干研末，水飞入葯。

性味 甘、平。

功效与应用 1．明目去翳：常外用于目赤爛，生翳膜，或目赤多泪等証，同冰片、硼砂、玄明粉为末点眼。

2．收湿解毒：用于瘡瘍膿水淋漓或漏瘡久不收口之証，与牡蠣等为末敷患部。

蟾　酥

系两棲类蟾蜍科动物蟾蜍耳腺分泌的漿質。干燥蟾酥呈扁圓形团塊状、餅状、片状或棋子状，表面光亮，有的突陷不平而現皺紋，色紫紅、淡黃或棕黑，質堅硬，有的質脆而易折断，断面有光澤或呈半透明状，有腥气，嗅之令人作嚏，味麻辣，遇水即起泡沫。

性味与归經　甘、辛、溫，有毒，入心、胃經。

功效与应用　1．解毒散腫：用治癰瘡腫毒及咽喉腫痛等証，与麝香、牛黃、硃砂等葯同用，可內服或外用。

2．通竅止痛：用于中暑，中寒，吐瀉腹痛，昏迷不省等証，与蒼朮、雄黃、丁香、牙皂、麝香、硃砂等同用。

用量　內服一次量1—3厘。入丸、散剂。

禁忌　孕妇忌服，外用不可入目。

大　楓　子

为大楓子科常綠乔木大楓子的果仁。干燥种子为不整齐之橢圓形，皮層堅厚，不易破裂，呈灰褐色，中藏果仁一粒，仁肉綠白色，富含油脂。

性味　辛、热，有毒。

功效与应用　燥湿解毒杀虫，常用于癬疥、痲風及楊梅瘡等証，每与輕粉为末和麻油調塗，或用大楓子油同苦参末酒糊丸，空心溫酒下。

用量　內服2—6分。

禁忌　血分有热者忌用。

血　竭

为棕櫚科蔓生灌木血竭树的树脂。干燥品为圓形或扁圓形大小不等之块状物，表面颜色紅黑相杂，質坚而脆，断面有光澤，并有如小米大小的蜂窩眼，嗅之有香气。

性味与归經 甘、咸、平，入心包、肝經。

功效与应用 1. 行瘀止痛：用于金瘡折跌，瘀血凝滯等証，多配伍冰片、乳香、沒葯、紅花、兒茶、麝香等葯应用。

2. 斂瘡生肌：治疗瘡口不合之症，常配伍乳香、沒葯用。

用量 内服1—3錢。

禁忌 孕妇忌用。

象　　皮

为象科动物印度象或非洲象的干燥表皮。

性味 甘、咸、寒。

功效与应用 生肌斂瘡，用治瘡口久不愈合，常与珍珠、冰片、乳香、沒葯、血竭等为末同用。

川　槿　皮

錦葵科木槿屬植物木槿的根皮。外表赤褐色或紫褐色，有多数裂紋，質脆易折，断面深褐色。

性味与归經 甘、平，入大腸、小腸經。

功效与应用 清热消腫杀虫，多用治疗痔瘡腫痛，皮膚疙疥等証，可煎湯薰洗，或以槿皮浸液磨雄黃塗患部。

用量 内服1—3錢。

Printed in Dunstable, United Kingdom

91219639R00080